CIANA

患者とできる フォームローラー パーソナルセラピー

福辻鋭記
Fukutsuji Toshiki

市川繁之
Ichikawa Shigeyuki

伊藤和憲
Itoh Kazunori

石原新菜
Ishihara Nina

長谷川洋介
Hasegawa Yosuke

杉山ちなみ
Sugiyama Chinami

医道の日本社
Ido・No・Nippon・Sha

目次

本書の使い方 ………………………………………………………… 4

Part 1 デスクワーカーの身体をゆるめるテクニック
監修　福辻鋭記

1　ベーシックな全身伸ばしテクニック …………………………… 10
2　骨盤調整テクニック ……………………………………………… 12
3　姿勢改善テクニック ……………………………………………… 14
4　猫背矯正テクニック ……………………………………………… 16
5　足のむくみ対策テクニック ……………………………………… 18
6　首こり溶かしテクニック ………………………………………… 20
7　脇のリリーステクニック ………………………………………… 22

Part 2 高齢者のためのPNFを使ったエクササイズ
監修　市川繁之

1　肩の安定性を高めるエクササイズ ……………………………… 26
2　肩の可動性を高めるエクササイズ ……………………………… 28
3　下肢のエクササイズ ……………………………………………… 30
4　股関節のエクササイズ …………………………………………… 32
5　下肢のエクササイズ2 …………………………………………… 34
6　体幹のエクササイズ ……………………………………………… 36

Column　PNF ………………………………………………………… 38

Part 3 トリガーポイント治療の効果を高めるケア
監修　伊藤和憲

1　股関節屈曲筋群のストレッチ …………………………………… 42
2　股関節伸筋群のストレッチ ……………………………………… 44
3　胸腰椎屈筋群のストレッチ ……………………………………… 46
4　胸腰椎伸展筋群のストレッチ …………………………………… 48
5　頚部屈筋群のストレッチ ………………………………………… 50
6　頚部伸筋群のストレッチ ………………………………………… 52

Column　治療へのエクササイズの取り入れ方 …………………… 54

Part 4 東洋医学から見た女性のためのトリートメント
監修　石原新菜

1　背中と肩甲骨を動かすトリートメント ……… 58
2　癒しのリンパマッサージトリートメント ……… 60
3　女性ホルモン分泌トリートメント ……… 62
4　女性ホルモン分泌トリートメント2 ……… 64
5　ゆらゆら美脚トリートメント ……… 66
6　ぺたんこお腹＆くびれトリートメント ……… 68
7　背中美人のトリートメント ……… 70

Part 5 心と身体を整えるマインドフルネスムーブメント
監修　長谷川洋介

1　お休みのポーズ（基本のボディスキャン） ……… 74
2　ガス抜きのポーズ ……… 76
3　猫のポーズ ……… 78
4　深い前屈のポーズ ……… 80
5　イルカのポーズ ……… 82
6　お腹整えマッサージ ……… 84

Column　マインドフルネス ……… 86

Part 6 スポーツ医学に基づいた美しい姿勢をつくるトレーニング
監修　杉山ちなみ

1　SLRトレーニング ……… 90
2　腹筋トレーニング ……… 92
3　ランニング動作 ……… 94
4　ツイスト ……… 96
5　ステップ＆スクワット ……… 98
6　ウォーキング ……… 100

セルフケア実践シート ……… 102

本書の使い方

使用ローラー
動きに適したフォームローラーの種類を紹介します。フォームローラーの種類はp.5で紹介しています。

目的
筋肉を鍛えるだけでなく、リラクゼーションや血行の改善などの目的でも使えるものがあります。患者の症状と照らし合わせてチョイスできるようになっています。

監修者コメント
エクササイズはすべて、各Part担当の監修者が本書のために考案したものです。どのような意図で考えられたかを知ることで、動きへの理解が深まります。

患者と一緒に行う
各章・各動きによって術者の役割が異なります（指導をしたり、支えたり、マッサージをしたり、ガイドをしたり……など）。適切に自身の役割を理解することが、マスターへの近道です。また、本書では患者への声のかけ方や、手の位置などに注目しているショットもあります。読んでいるだけだと簡単にできそうでも、実際スムーズに行かないポイントはより注意深く読んだうえで臨機応変に実践してください。
※6章のみ、患者が主体となって動きます。

患者1人で行う
上記と似た効果のある動きを、自宅でできるようにアレンジしてあります。専門家と一緒に実践できた分、自宅でも続けやすいです。

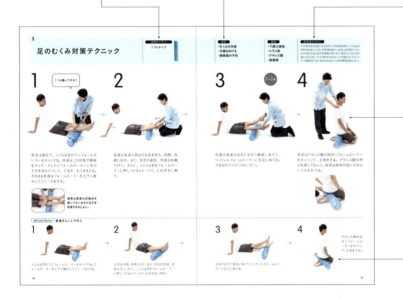

患者と一緒に治療院でエクササイズ＋患者のセルフケア

　本書は、クライアント・患者のケアをする治療家・ボディーワーカーが治療院やサロンで指導する手順と、その後のセルフケアを同一ページで紹介しています。基本的に、まずはチョイスしたエクササイズを患者と一緒に行い、次の来院までの間にセルフケアを実践してもらうイメージのプログラムです。本書のために各領域の専門家が、フォームローラーの使い方を考案しています。はじめは流れの通りに実践して、慣れてきたら自分なりのアレンジを加えて、自身の治療スタイルにより生かしやすい形に変えてもよいでしょう。

注意事項
- はじめは一緒に立ち会って、安全に行う。
- 患者の体調を見ながら丁寧に行う。
- 無理やり行わない。
- オーバーストレッチ、オーバーワークにならないよう十分注意する。
- 転倒等に注意する。

CIANAフォームローラー

　本書ではCIANAシリーズのフォームローラーを使用しています。CIANAフォームローラーは、硬さ別に3種類と、ハーフローラーがあります。
　3種類とも表面に凸凹があり滑りにくく、ケガや事故に備えてコーナーを丸く加工してあります。また、スーパーハードタイプとして、パイプ型フォームローラーもラインナップしています。

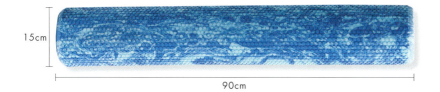

ソフトタイプ
ふかふかしていて、柔らかい刺激を与えるタイプです。女性や子供、高齢者の患者に適しています。

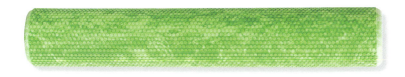

スタンダードタイプ
運動内容や患者を選ばない、一般的な硬さのものです。1本であらゆる年齢層の人に対応できます。

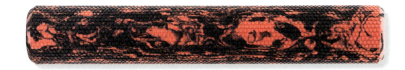

ハードタイプ
硬いタイプです。頑固なこりに対するアプローチや、アスリートに向いています。

ハーフフォームローラー
ソフトタイプを、半分に切った形状のローラー。フォームローラーでのエクササイズが難しい高齢者や妊娠中の方などに、代用としてすすめてもよいです。

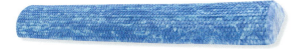

パイプ型フォームローラー
シリーズ内で最も硬さがあるタイプです。強い刺激や、凸凹面を生かした動きに適しています。

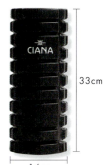

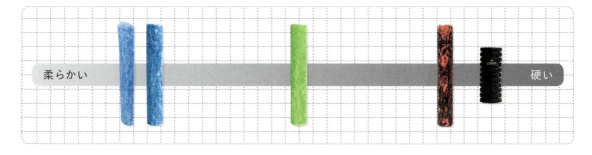

※他社類似製品をご使用いただいてもエクササイズは可能ですが、各監修は本製品を用いて内容を考案しているため使用法や効果が異なる場合もあります。

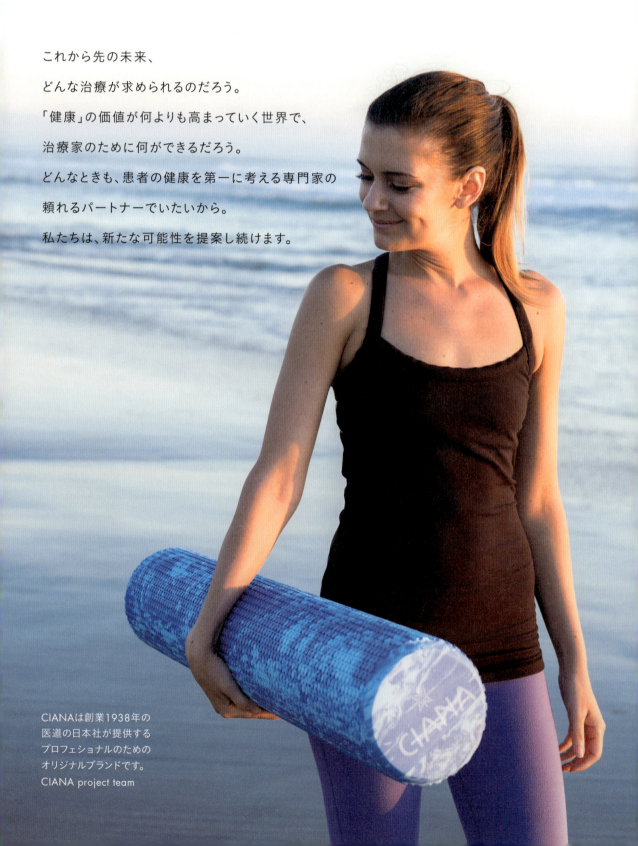

Welcome to CIANA.
—— ようこそ、シアナへ ——

これから先の未来、
どんな治療が求められるのだろう。
「健康」の価値が何よりも高まっていく世界で、
治療家のために何ができるだろう。
どんなときも、患者の健康を第一に考える専門家の
頼れるパートナーでいたいから。
私たちは、新たな可能性を提案し続けます。

CIANAは創業1938年の
医道の日本社が提供する
プロフェッショナルのための
オリジナルブランドです。
CIANA project team

Part 1

デスクワーカーの身体をゆるめるテクニック

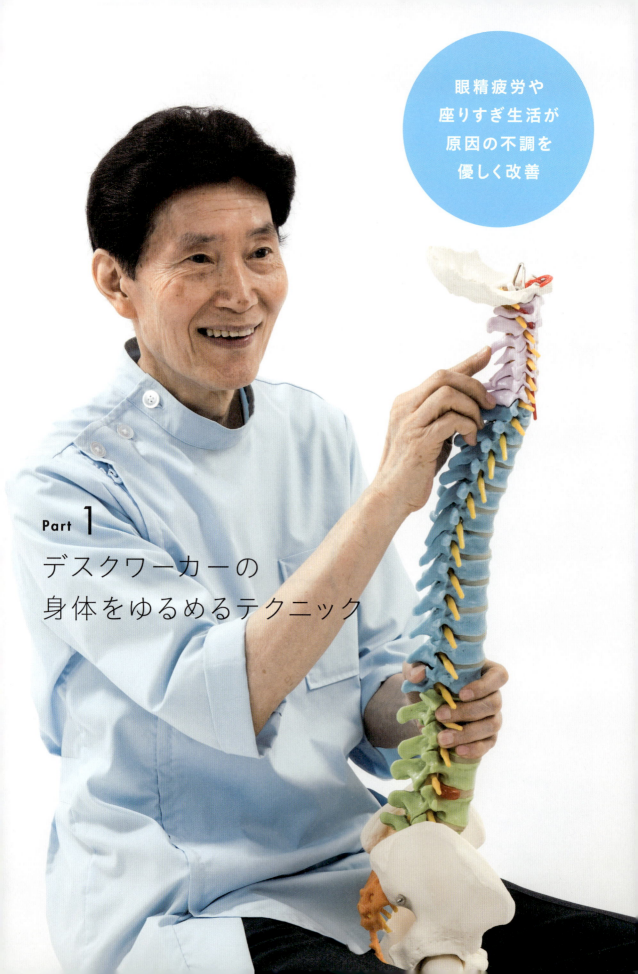

眼精疲労や座りすぎ生活が原因の不調を優しく改善

Part 1
デスクワーカーの身体をゆるめるテクニック

> 多くの患者が悩む首や背中のこり。
> 痛みを未然に防ぐ治療のためにも、セルフケアが必要。

　当院では、1年間で約5000人の患者さんを診療しており、デスクワーカーの患者さんも大変多く来院します。

　デスクワーカーといえば以前は圧倒的に肩こりの患者さんが多かったのですが、最近は首のこりや、頭痛、肩甲骨の痛みも目立ちます。この症状はパソコンやスマートフォンによる眼精疲労に起因していると考えられます。

　首・肩・腰（骨盤）のこりや痛みに対しては、筋肉にアプローチする治療を行っています。これから紹介するフォームローラーを使った7つの動きも、主に首・肩・肩甲骨・骨盤の筋肉をゆるめることを目的としています。このあたりの筋肉がほぐれると、全身がゆるみますし、骨格を整えるためにとても大切だと考えています。

　治療の際、必要に応じてセルフケア指導も行いますが、患者さんはなかなか継続してくれません。まずは、治療家が直接指導をして、身体の伸びや血流の改善を実感してもらうことが、取り組んでもらうコツだと思います。

　ちなみに当院には、著名なアーティストや音楽家の方も多数来院しています。そういった方々は、「よりよい状態でパフォーマンスをしたい」と、予防やメンテナンスを目的に来院することが多いです。

　本来はデスクワーカーの患者さんにも、同じように「こりや痛みが出る前に来院する」意識が浸透するといいですよね。普段はセルフケアで筋肉をしっかりゆるめておき、治療院では予防や抵抗力を高めるための治療をする……。このサイクルができあがれば、「少し痛みが出てもすぐ治る」「大病にかかりづらい」という理想の身体ができ、皆さん思い切り仕事に取り組めるようになると思います。

福辻 鋭記
FUKUTSUJI TOSHIKI

鍼灸・あん摩マッサージ指圧師。1944年、奈良県生まれ。東洋鍼灸専門学校卒業。85年、東京都・五反田にアスカ鍼灸治療院を開設。30年以上の臨床経験で、のべ5万人以上の治療実績をもつ。日中治療医学研究会会員、日本東方医学会会員。

Let's treat symptoms of asthenopia, stiff shoulder, and swelling in the next page. →

1 ベーシックな全身伸ばしテクニック

使用ローラー
スタンダードタイプ

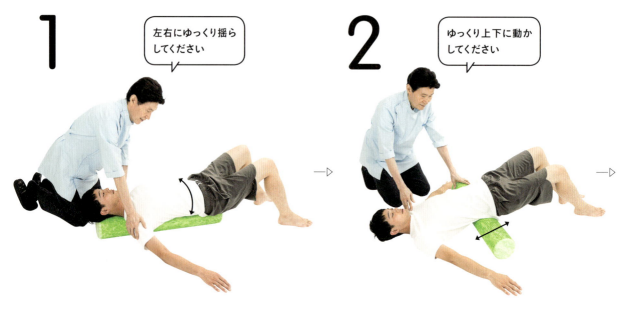

1 左右にゆっくり揺らしてください

患者はフォームローラーにのる。術者は患者の両肩を押して、胸を広げる補助をする。そのまま「左右にゆっくりと身体を揺らしてください」と指示をして、フォームローラーを左右にゆっくりと小刻みに傾ける。

2 ゆっくり上下に動かしてください

患者はフォームローラーを横にして腰の下に入れ、背臥位になる。術者は、フォームローラーが患者の腰のカーブに沿ってセットされているか確認する。そのまま「ゆっくり上下にフォームローラーを動かしてください」と伝え、腰周りをリリースする。

Self-care Version 患者1人で行う

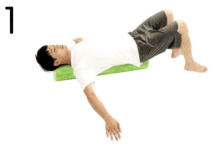

1 フォームローラーにのる。フォームローラーを左右にゆっくりと小刻みに傾ける。

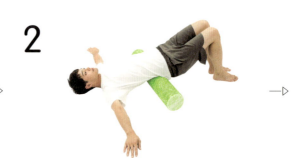

2 フォームローラーを横にして腰の下に入れ、背臥位になり、上下に動かす。

目的	筋肉	監修者コメント
・全身の血流を促す ・リフレッシュ ・リラックス	・脊柱起立筋 ・大腰筋 ・広背筋	基本的な使い方でフォームローラーを扱い、上半身から腰までをリリースします。長時間の同じ姿勢でこり固まった筋肉全体を、大まかにゆるめます。本人がこりや痛みを自覚していなくても、毎日行ってほしい動きです。

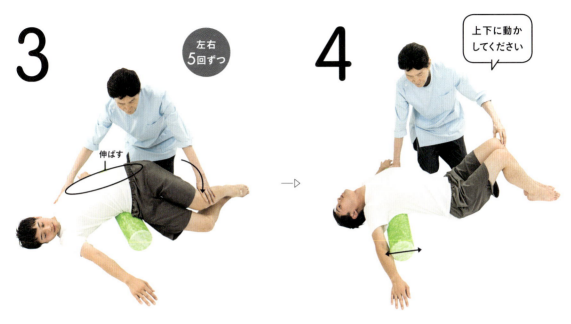

3　2の姿勢から、術者は患者の片方の肩を押さえて床に近づけ、反対側に膝を倒すストレッチを行う。強すぎる力ではなく、患者とコミュニケーションをとりながら、ほどよく体側の伸びを感じられるような姿勢でキープする。数秒経ったらゆるめて、反対側も行う。

4　患者はフォームローラーを横にして胸の下に入れ、背臥位になる。術者は、フォームローラーが肩甲骨の下にセットされているか確認する。そのまま「ゆっくり上下にフォームローラーを動かしてください」と伝え、肩甲骨・背中をリリースする。

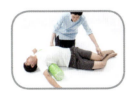

Check
片側の肩甲骨にほどよい圧を加えるために、余裕があれば3のように、左右に足を倒す動きを加えてもよい。

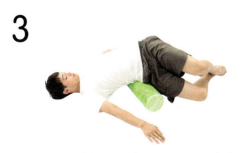

3　2の姿勢から、片側に膝を倒すストレッチを左右5回ずつ行う。

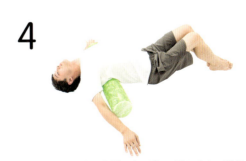

4　フォームローラーを横にして胸の下に入れ、背臥位になり、上下に動かす。

2 骨盤調整テクニック

> 使用ローラー
> **スタンダードタイプ**
> デリケートな場所なので、ハードタイプは避けます。

1
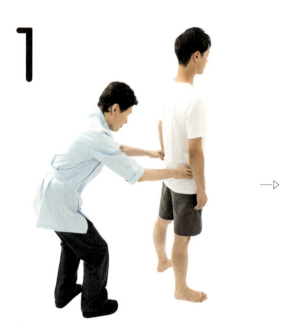

術者は患者の骨盤を確認して、左右のバランスや骨盤のゆがみを確認する。左右の高さの違い、どちらかが開きすぎていないかなどを確認したら、患者にフィードバックして伝える。

2
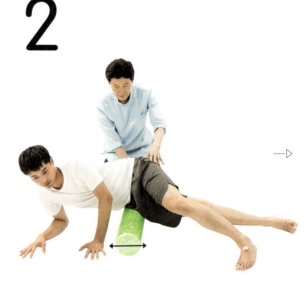

患者は腰のあたりにフォームローラーをセットし、側臥位になる。両腕で身体を支え、上下にフォームローラーを動かす。術者は患者の骨盤が安定し、正しく中殿筋がリリースできるように補助する。

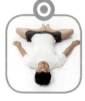 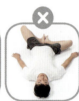

Check
患者が自宅で行う場合は「足裏をつけて座り、左右同じように開けるかどうかで骨盤が整っているかがわかる」と伝えると、患者も可視化しやすい。

Self-care Version 患者1人で行う

1
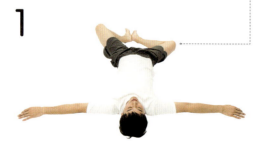

足裏をつけて背臥位になり、左右同じように開けるかどうかを見て骨盤のゆがみを確認する。

2
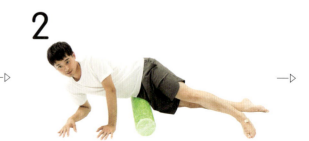

腰のあたりにフォームローラーをセットし、側臥位になる。両腕で身体を支え、上下にフォームローラーを動かしてリリースする。

目的	筋肉	監修者コメント
・骨盤のゆがみを調整する ・骨盤周りの血流をよくする ・姿勢改善	・中殿筋 ・大殿筋 ・骨盤底筋 ・腸脛靭帯	長時間座位で過ごしていると、骨盤周りの筋肉は硬くなり、姿勢のクセで骨盤の左右差などが発生します。筋肉をほぐすことは、骨格を整えることにもつながります。合わせて、普段から坐骨で座る正しい座位の姿勢が楽にとれるように指導しましょう。

3

左右1分ずつ

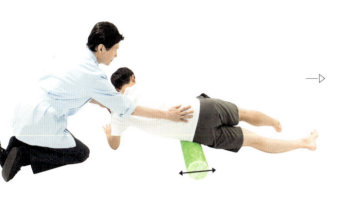

反対側も同様に、腰のあたりにフォームローラーをセットし、両腕で身体を支え、上下にフォームローラーを動かす。術者は患者の骨盤が安定し、正しく中殿筋がリリースできるように補助する。

4

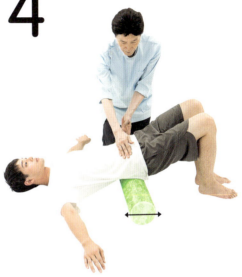

患者は背臥位になり、骨盤の下にフォームローラーをセットする。腰部のカーブではなく、殿部のあたりで、フォームローラーを上下に動かしてリリースをする。術者は患者の骨盤を安定させるように補助する。ここまで完了したら、1と同じように骨盤を確認して、どのように変化したかを伝える。

3

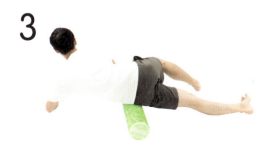

反対側も同様に、腰のあたりにフォームローラーをセットし、両腕で身体を支え、上下にフォームローラーを動かしてリリースする。

4

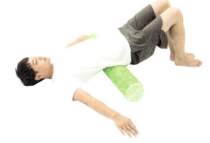

骨盤の下にフォームローラーをセットし、上下に動かしてリリースする。完了したら1と同様に骨盤を確認して変化を見る。

3 姿勢改善テクニック

使用ローラー
ソフトタイプ
はじめは必ず曲がりやすいソフトローラーで行ってください。

1

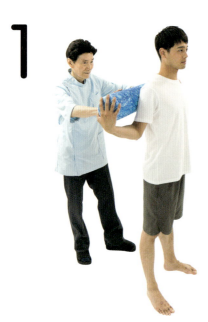

患者は、立位でフォームローラーを横にして背中に回し、エッジを両手で挟んで持つ。この姿勢ははじめは難しいので、術者は正しく持てるように指導する。患者が痛みを訴えたら無理に姿勢を維持させようとしない。ソフトタイプのフォームローラーの場合、ローラー自体が少し曲がってもよい。

2 5回

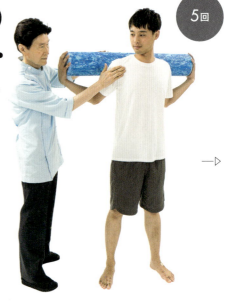

「肩甲骨を寄せてください」

術者は患者の肩を広げるように押して、「息を吸って、吐きながら肩甲骨をより寄せてください」と伝える。そのまま肩甲骨を寄せた姿勢を数秒キープして、ゆるめるストレッチを5回繰り返す。

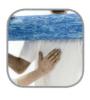

Check
術者は肩甲骨が寄っているかどうか、手で触れて確認をする。

Self-care Version 患者1人で行う

1

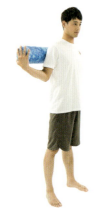

立位でフォームローラーを横にして背中に回し、エッジを両手で挟んで持つ。

2

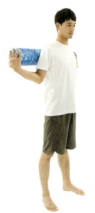

息を吸って、吐きながら肩甲骨を寄せる。肩甲骨を寄せた姿勢を数秒キープしてゆるめるストレッチを5回繰り返す。

目的	筋肉	監修者コメント
・肩、首、背中のこりの解消 ・頭痛解消 ・呼吸の改善 ・悪い姿勢の改善	・肩甲挙筋 ・僧帽筋 ・大円筋 ・広背筋　・三角筋	背中を丸める悪い姿勢が習慣化すると、肩甲骨周りが硬くなり、さらに悪い姿勢で過ごすことになります。1日の終わりに、毎日この動きをするように指導してください。

3

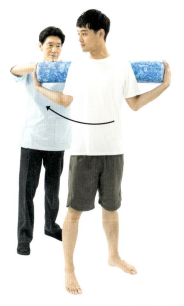

患者は、フォームローラーを背中で持った姿勢のまま、腰を基軸に片側にひねる。術者は患者のフォームローラーを持ってより強くひねりを加えられるようにサポートする。勢いをつけず、ゆっくりと行う。

4

5〜10回

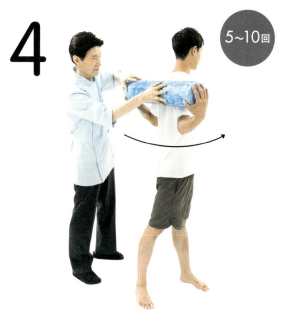

患者は、フォームローラーを背中で持った姿勢のまま、3と反対の方向に、腰を基軸に片側にひねる。術者は患者のフォームローラーを持ってより強くひねりを加えられるようにサポートする。3、4を左右1セットで5〜10回行う。

Check

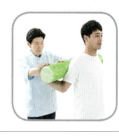

肩関節が柔らかい患者は、スタンダードタイプを使ってもよい。また、両手でエッヂを挟む持ち方ではなく、後ろから両手を巻き込む持ち方にすると、より強く負荷がかかる。

3

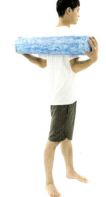

フォームローラーを背中で持った姿勢のまま、腰を基軸に両側にひねる。左右1セットで5〜10回行う。

4

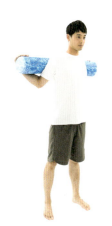

余裕があれば後ろから両手を巻き込む持ち方で試す。

4 猫背矯正テクニック

使用ローラー
スタンダードタイプ 背中の矯正をするので、スタンダードタイプもしくはハードタイプで行います。

1

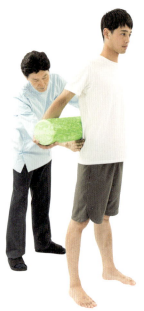

患者は立位でフォームローラーを背中に回し、後ろからフォームローラーを両手で抱える。このとき、腰のカーブよりも少し上で持つように心がける。術者は腰の位置を患者に伝え、背中がしっかり伸びる位置にフォームローラーをセットするように指導する。

2

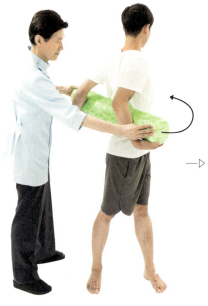

患者は、フォームローラーを背中で持った姿勢のまま、腰を基軸に片側にひねる。術者は患者のフォームローラーを持ってより強くひねりを加えられるようにサポートする。勢いをつけず、ゆっくりと行う。

Self-care Version 患者1人で行う

1

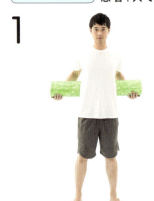

立位でフォームローラーを背中に回し、後ろからフォームローラーを両手で抱える。

2

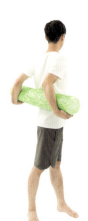

フォームローラーを背中で持った姿勢のまま、腰を基軸に片側にひねる。

目的	筋肉	監修者コメント
・肩、首、背中のこりの解消 ・頭痛解消 ・呼吸の改善 ・猫背の改善	・肩甲挙筋 ・僧帽筋　・大円筋 ・広背筋　・三角筋 ・大腰筋	姿勢改善のテクニックと同様に、悪い姿勢を改善します。また、背中を伸ばし、全身に血液が巡るように働きかけます。骨を動かすと、筋肉が自然とゆるむことを意識して、しっかり伸ばしましょう。

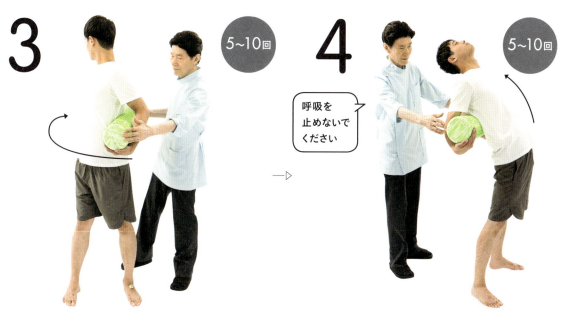

3　5〜10回

患者は、フォームローラーを背中で持った姿勢のまま、2と反対の方向に、腰を基軸に片側にひねる。術者は患者のフォームローラーを持って、より強くひねりを加えられるようにサポートする。2、3を左右1セットで5〜10回行う。

4　5〜10回

呼吸を止めないでください

術者は患者の肩を後方に押して、背中を反らせて数秒キープして元に戻す動きを5〜10回繰り返す。このとき術者は、患者が呼吸を止めないように促す。

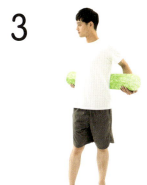

3

2と反対の方向に、腰を基軸に片側にひねる。2、3を左右1セットで5〜10回行う。

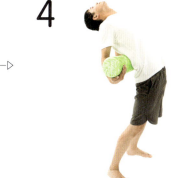

4

背中を反らせて数秒キープして元に戻す動きを5〜10回繰り返す。

5 足のむくみ対策テクニック

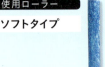
使用ローラー
ソフトタイプ

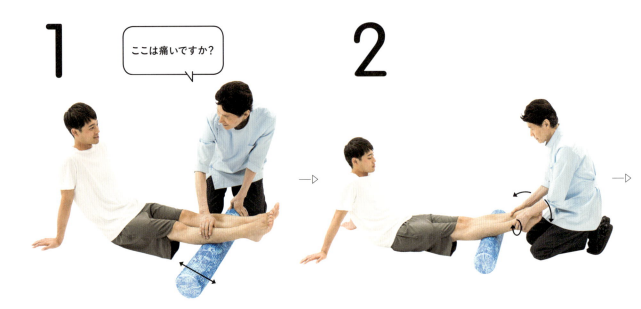

1 ここは痛いですか？

患者は長座位で、ふくらはぎの下にフォームローラーをセットする。術者はこの状態で脛側をマッサージしたりフォームローラーに向けて圧を加えたりして、だるさ、むくみをとる。そのまま患者はフォームローラーを上下に動かしてリリースをする。

2

術者は患者の両足の足首を持ち、内側、外側に回す。また、足首の底屈、背屈も他動で行う。さらに、ふくらはぎをフォームローラーに押しつけるイメージで、左右交互に倒す。

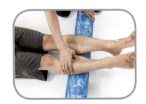

Check
術者は患者の圧痛点を探してむくみやだるさを自覚させるとよい。

Self-care Version 患者1人で行う

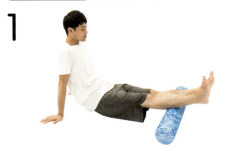

1

ふくらはぎの下にフォームローラーをセットする。フォームローラーを上下に動かしてリリースをする。

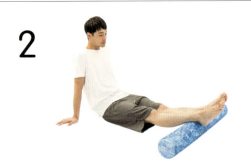

2

足首を内側、外側に回す。また、足首の底屈、背屈も行う。さらに、ふくらはぎをフォームローラーに押しつけるイメージで、左右交互に倒す。

目的	筋肉	監修者コメント
・むくみの改善 ・代謝をあげる ・静脈瘤の予防	・下腿三頭筋 ・ヒラメ筋 ・アキレス腱 ・腓腹筋	下半身の血流を保つためのポンプの役割を担う、ふくらはぎの筋肉をほぐします。長時間の座りっぱなしの姿勢で、むくみが発生すると体内の循環が悪くなり、痛みやしびれの原因にもなります。下半身のむくみをとって代謝をよくすることで、老廃物がうまく排出されるように体内環境を整えます。

3 1〜2分

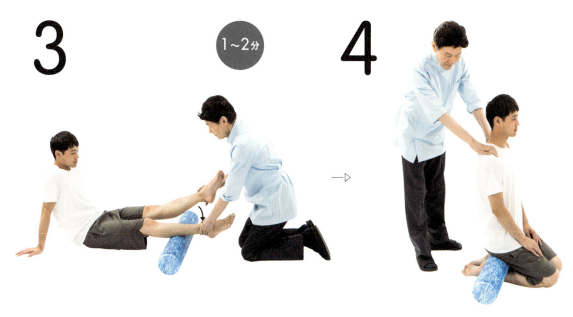

術者は患者の足を片足ずつ垂直にあげて、トントンとフォームローラーに交互にあてる。できるだけリズミカルに行う。

4

患者はアキレス腱の部分にフォームローラーをセットして、正座をする。アキレス腱の伸びを感じてもらう。術者は患者の肩に手をおいて圧をかける。

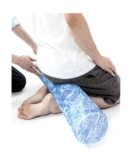

3

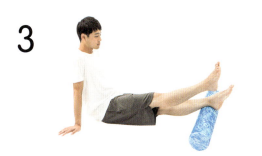

足を片足ずつ垂直にあげて、トントンとフォームローラーに交互にあてる。リズミカルに、1〜2分行う。

4

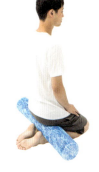

アキレス腱の部分にフォームローラーをセットして、正座をする。

6 首こり溶かしテクニック

> **使用ローラー**
> **ソフトタイプ**
> 強すぎる圧にならないように、ソフトタイプで行ってください。

1

「リラックスしてください」

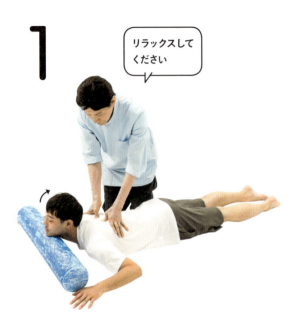

患者はフォームローラーを顎の位置にセットして、腹臥位になる。術者はできるだけ身体の力を抜くように指示し、頭の重みで首の前側が伸ばされるように促す。患者がより脱力できるように、術者は背部をマッサージする。

Check
患者がリラックスできるように、肩などをマッサージしてもよい。

2

術者は患者の首を片側に傾け、胸鎖乳突筋を押圧する。反対側も同様に行い、首の前面のこりや詰まりをとる。反対側も同様に行う。

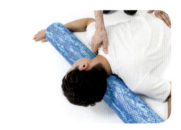

Self-care Version 患者1人で行う

1

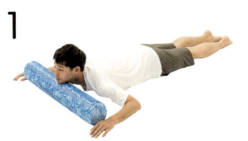

フォームローラーを顎の位置にセットして、腹臥位になる。できるだけ身体の力を抜いてリラックスし、頭の重みで首の前側を伸ばす。

2

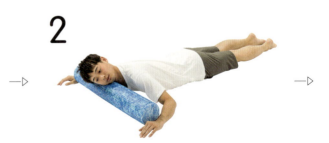

首を片側に傾け、じんわりと伸ばす。反対側も行う。

目的	筋肉	監修者コメント
・頸部痛の改善 ・頭痛解消 ・たるみの解消 ・頭の重さの改善	・僧帽筋 ・胸鎖乳突筋	眼精疲労による頸部痛の患者さんは年々増加しています。特に女性は筋肉が柔らかく、首の骨も男性より細いため、強く痛みが出ることもあります。首を動かして血流をよくすることで顔のたるみの予防にもなります。

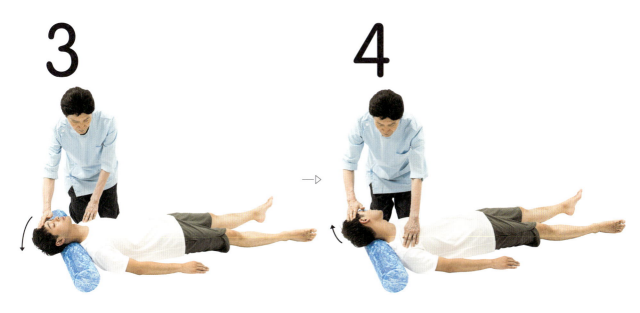

3 患者はフォームローラーを首の位置にセットして、背臥位になる。術者はできるだけ身体の力を抜くように指示し、頭の重力で首の前側が伸ばされるように促す。より伸びが感じられるように術者は額から軽く圧をかける。

4 術者は患者の首を片側に傾ける。このとき、胸が広がるように、患者の肩のあたりをより床に近づけるように押す。反対側も同様に行う。

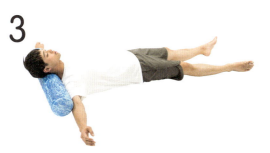

3 フォームローラーを首の位置にセットして、背臥位になる。頭の重力で首の前側を伸ばす。

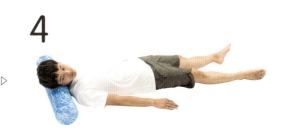

4 首を片側に傾ける。胸が広がるように、傾けていないほうの肩を床に近づける。反対側も同様に行う。

7 脇のリリーステクニック

使用ローラー
スタンダードタイプ
ソフトタイプでも可能です。

目的
- 肩こりの解消
- 腕のだるさの解消
- 脇のリンパを流す
- 頭痛解消

筋肉
- 大胸筋
- 大円筋
- 小円筋
- 肩甲下筋

監修者コメント
キーボードを打つ姿勢を長時間続けていると、脇が詰まり、腕のだるさや肩こりの原因になります。また、片方だけこりが強い人も多くいますので、利き手などの生活習慣を確認して指導時に指摘をしましょう。

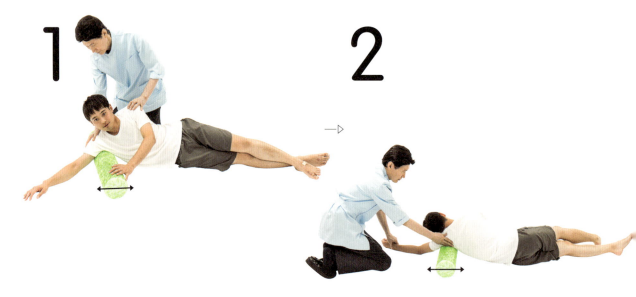

1 患者は脇の部分にフォームローラーをセットして側臥位になる。術者は患者の肩に力が入らないように軽く肩を擦ってリラックスをさせる。その後、指先の方向と身体側にフォームローラーを転がし、脇を伸ばす。

2 反対側も同様に行う。術者が少し遠方に向けて腕を伸ばすと、より伸びを感じられる。

Self-care Version 患者1人で行う

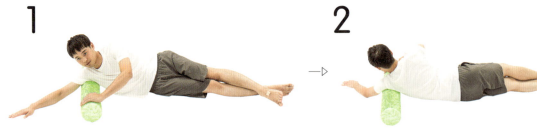

1 脇の部分にフォームローラーをセットして側臥位になる。指先の方向と身体側にフォームローラーを転がし、脇を伸ばす。

2 反対側も同様に行う。

Part 2

高齢者のためのPNFを使ったエクササイズ

Part 2
高齢者のためのPNFを使った
エクササイズ

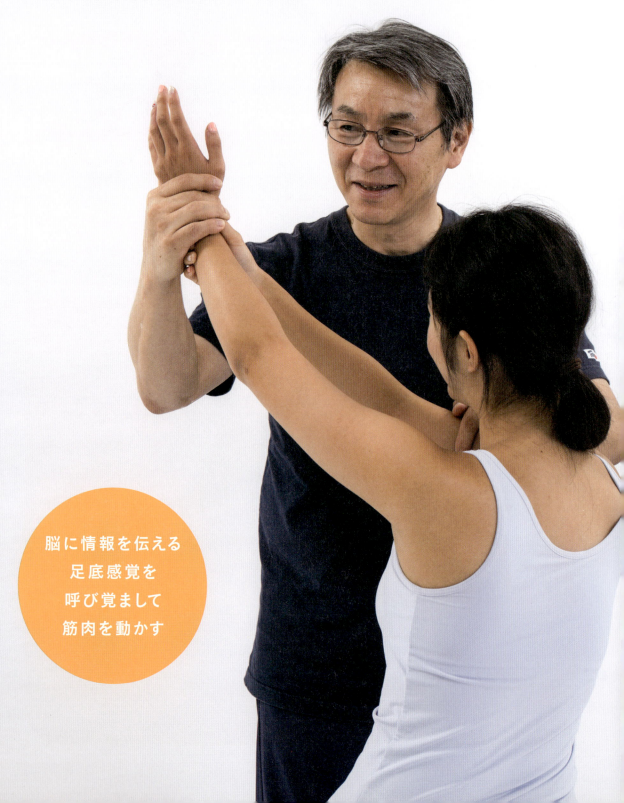

脳に情報を伝える
足底感覚を
呼び覚まして
筋肉を動かす

> 足裏の不安定さを
> 生かして
> 脳に情報を与える。
> 限界の少し先を
> 意識して指導しよう。

　PNFを簡単に説明すると「身体の感覚受容器に適度な刺激を与えることで神経から脳への信号の流れを活性化し、逆に脳からの刺激も活発にして、身体を動きやすくする」というメカニズムになります。

　PNFの考え方に基づき考案した今回のエクササイズは、足底感覚を活発にする動きを多く取り入れているのがポイントです。この足底感覚への刺激に、フォームローラーの不安定感が非常に適しています。耐震構造の建物と同じで、不安定なところから安定性がでます。

　足裏にはさまざまな感覚があります。ぐっと足を踏ん張ると、脳に情報が伝わり、その情報に脳が反応して筋肉を働かせます。逆に言うと足底感覚が鈍ると、筋肉が正しく働かなくなってしまいます。高齢者は足底に限らず感覚が鈍くなるので、筋肉を動かす運動のための準備としても非常に有効ですし、転倒の予防、ロコモティブシンドロームの予防に大いに役立ちます。もちろん、このエクササイズ自体も十分、筋肉トレーニング、認知症予防の有酸素運動になります。術者が特に注意すべきなのは、高齢者だからと言って簡単な同じ動きを何度も繰り返していても意味がないという点です。無理は禁物ですが、ある程度、ボーダーを超えて「チャレンジ」しないといけません。回数や、負荷の大きさなどをコントロールして、一番効果的なエクササイズになるよう身体の専門家が指導してゆく必要があります。

　エクササイズのなかには、後半に負荷が高い運動が入っているものもあります。はじめから無理をして行う必要はないので、少しずつ段階をあげて「ちょっとの無理」ができるようにコントロールしてあげてください。

市川 繁之
ICHIKAWA SHIGEYUKI

理学療法士。国際ＰＮＦ協会認定アドバンスインストラクター。東京衛生学園リハビリテーション学科卒業。三愛会伊藤病院勤務後、アメリカ・カリフォルニア州のカイザー病院にて、ＰＮＦ６カ月コースを修了。森山脳神経外科病院リハビリテーション部長を歴任し、ヒューマンコンディショニングＰＮＦセンター設立。

Let's try challenging PNF from the next page together. →

1 肩の安定性を高めるエクササイズ

使用ローラー
ソフトタイプ

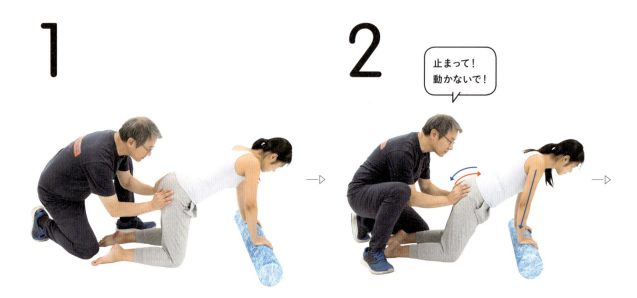

1
患者は、床やマットの上で四つ這いになり、フォームローラーに両手をのせる。術者は患者の後方に位置し、骨盤に触れる。

2
術者は両手で坐骨に触れ、患者の両肩に向かって押す。同時に、患者に「止まって、動かないで」と安定性を促す指示を与える。このとき、患者の肩の屈筋群がしっかりと働き、安定性が保たれているかを確認する。

（吹き出し：止まって！動かないで！）

Self-care Version 患者1人で行う

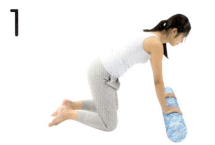

1
床やマットの上で四つ這いになり、フォームローラーに両手をのせる。

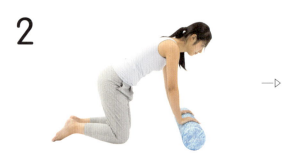

2
フォームローラーが前方に転がる方向に少し押すが、「止まって、動かない」という意識を持つ。両肩の肩の屈筋群を働かせ、安定性を保つ。

目的	筋肉	監修者コメント
・肩の安定性 ・股関節の安定性 ・膝関節の安定性 ・体幹を鍛える	・肩周辺筋群（三角筋・広背筋など） ・股関節 ・股関節周囲筋群 ・体幹腹筋	日常生活の動作をスムーズに行ったり、正しい姿勢を保つためにも肩関節の安定性は重要です。両手で支える部分にフォームローラーをおくことで、近位の肩や股関節、膝関節などの周辺筋に作用することができます。

← 術者の圧
← 患者の抵抗

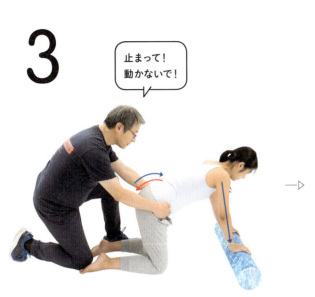

3

「止まって！動かないで！」

術者は手の位置を坐骨から上前腸骨棘周辺に変えて、後方に引く。同時に、患者に「止まって、動かないで」と安定性を促す指示を与える。このとき、患者の肩の伸筋群が働き、安定性が保たれているかを確認する。

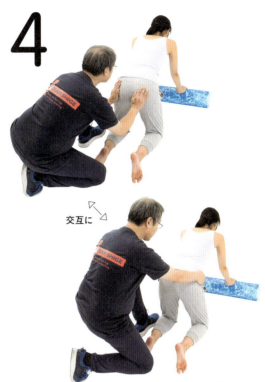

4

交互に

術者は、坐骨からの押す力と、上前腸骨棘周辺を引く力とを、ゆっくりと交互に抵抗を変換させて与える。屈筋群と伸筋群の微細なコントロールをさせることにより、患者は肩や体幹の安定性が得られる。慣れてきたら交互に抵抗を与えるタイミングを徐々に速くしていくと、高度な運動となる。

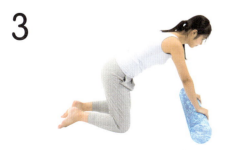

3

フォームローラーが後方に転がる方向に少し引くが、「止まって、動かない」という意識を持つ。両肩の伸筋群を働かせ、安定性を保つ。

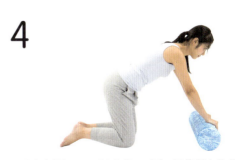

4

2、3を交互にゆっくりと行い、肩の屈筋群と伸筋群の微細なコントロールをする。慣れてきたら徐々に速くする。

2 肩の可動性を高めるエクササイズ

使用ローラー
ソフトタイプ

1

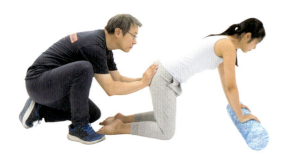

患者は、床やマットの上で四つ這いになり、フォームローラーに両手をのせる。術者は患者の後方に位置し、骨盤に触れる。

2

「私の手を押して！」

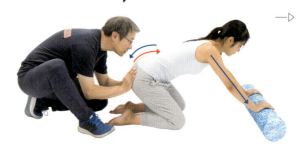

術者は両手で坐骨に触れ、患者の両肩に向かって押す。同時に、患者に「私の手を押して」と運動を促す指示を与え、患者の上体を後方に動かすよう運動させる。このとき、患者の肩屈筋群がしっかりと働いているかを確認する。

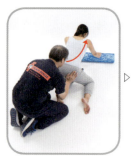 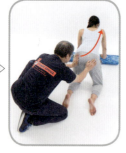

Check
坐骨から圧を加えて患者に抵抗させる動きを、左右どちらかから対極の肩に向かって行うことで、片側の肩や体幹腹筋を重点的にストレッチすることができる。

Self-care Version 患者1人で行う

1

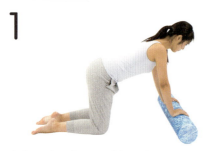

床やマットの上で四つ這いになり、フォームローラーに両手をのせる。

2

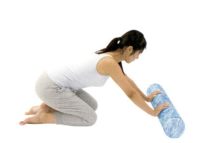

フォームローラーが前方に転がる方向に押す。このとき両手でローラーを押して、肩の伸筋群が伸張されているのを確認する。

目的	筋肉	監修者コメント
・肩の可動性 ・股関節の可動性 ・膝関節の可動性 ・体幹の柔軟性	・肩周辺筋群（三角筋・広背筋など） ・股関節 ・股関節周囲筋群 ・体幹腹筋	両手で支える部分にフォームローラーをおいて前と後ろに身体を動かします。これによって近位の肩や股関節などの周辺筋のストレッチと運動性に作用することができます。

← 術者の圧
← 患者の抵抗

3

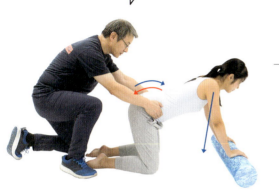

「元の姿勢に戻って！」

つぎに、術者は触れる位置を坐骨から上前腸骨棘に変えて、後方に引く。同時に、患者に「元の姿勢に戻って」と運動性を促す指示を与えて元の姿勢に戻る。

4

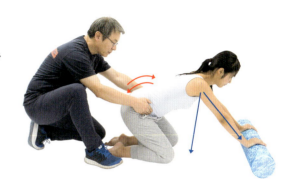

術者は、坐骨からの押す力と、上前腸骨棘周辺を引く力と、ゆっくりと交互に抵抗を変換させて与える。屈筋群と伸筋群を伸張させることで、肩や体幹のストレッチと柔軟性がより得られる。慣れてきたら徐々に速くする。

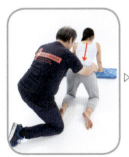 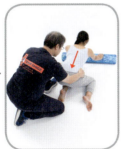

Check
上前腸骨棘周辺を引く力に対して患者に抵抗させる動きを、左右どちらかから対側の坐骨に向かって行うことで、片側の肩や体幹腹筋を重点的にストレッチすることができる。

3

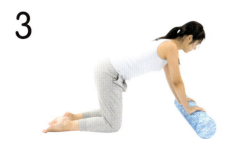

体幹を前方に移動させて、元の位置に戻る。

4

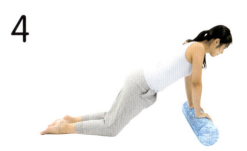

下に重心をおいたまま、身体を少し前に出す。2、3、4を連続でゆっくりと行い、肩の屈筋群と伸筋群の伸張を繰り返す。

3 下肢のエクササイズ

使用ローラー　**スタンダードタイプ**

1

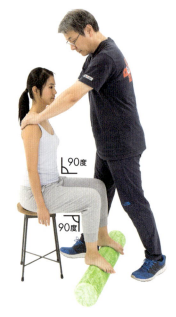

患者はイスに座って座位の姿勢をとり、フォームローラーを両足の足底におく。両足の股関節、膝関節は90度屈曲とする。

2

身体を動かさないで！

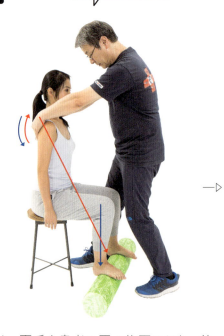

術者は、両手を患者の肩の後面におき、前方の足底部の方向に向かって押す。同時に患者には「動かないで」と指示をする。患者は、足底と背筋、下肢の股関節伸筋群が刺激されるのを感じる。

Self-care Version　患者1人で行う

1

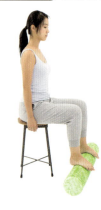

イスに座って座位の姿勢をとり、フォームローラーを両足の足底におく。両股関節・膝関節は90度屈曲する。

2

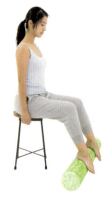

足底部を用いてフォームローラーを前方に向かって押す。足底と背筋、下肢の股関節伸筋群が刺激されるのを感じる。

目的	筋肉	監修者コメント
・足底感覚の刺激 ・体幹の安定性 ・下肢筋力の強化	・足底筋　・体幹腹筋 ・背筋　　・大腿四頭筋 ・大殿筋 ・ハムストリングス	足底にフォームローラーをおくことで、足底感覚を刺激します。さらに、下肢筋力の強化にも作用させ、転倒予防などに役立てます。

⟵ 術者の圧
⟵ 患者の抵抗

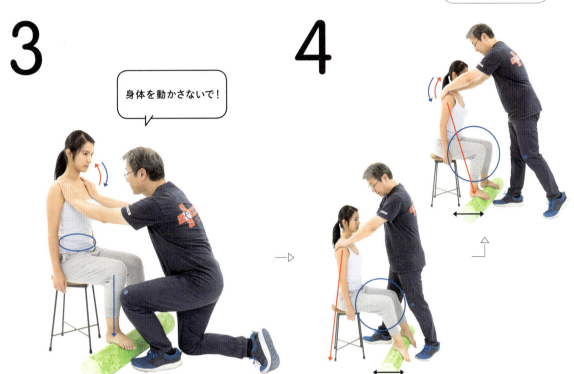

3 身体を動かさないで！

術者は患者の肩の前面に両手をおき、後方に向かって押す。同時に患者には「動かないで」と指示をする。これにより、腹筋および、フォームローラーをのせた足底を固定点とした下肢の筋が働く。

4

最後に、患者は足底にフォームローラーをおいたまま、ローラーを前後に転がす。これにより足底感覚と下肢筋力の大腿四頭筋とハムストリングスが同時に、そして交互に働く。

3

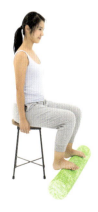

つぎに、足底を固定点として、後方に引く。

4

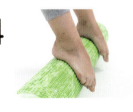
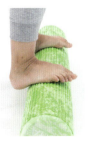

2、3を繰り返す。これによって足底感覚と下肢筋力の大腿四頭筋とハムストリングスが同時に、そして交互に働く。足先や踵があがらないように気をつける。

4 股関節のエクササイズ

使用ローラー
ソフトタイプ

1

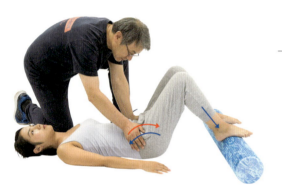

患者は背臥位となり、両足を曲げて足底にフォームローラーをおく。両上肢は体側におく。術者は体側に位置して両骨盤に両手をおき、患者に骨盤を後傾させるように指示する。同時に、術者は骨盤を前傾させる方向に圧をかける。このとき、患者は殿筋に力を入れて、足底部に体重がのっていることを確認する。

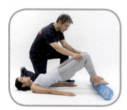

Check
最初に、膝と腰を持ちあげてから「腰を床につけてお腹に力を入れて」と伝えると体勢がつくりやすい。

2

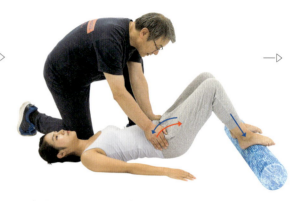

患者に殿部をあげるように指示する。術者は床に向かって抵抗をかける。このとき、3段階に分けて殿部をあげていく。この3段階により、負荷の量を調整する。殿部をあげたり、下げたりする動作をゆっくり繰り返すことで下肢筋力を強化し、バランス反応を高める。

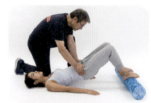

3段階目まであがりきった状態。

Self-care Version 患者1人で行う

1

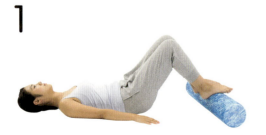

背臥位となり、両足を曲げて足底にフォームローラーをおいて、骨盤を後傾させる。

2

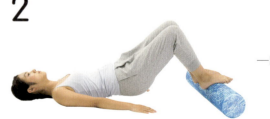

3段階に分けて殿部をあげる。さらに、殿部をゆっくりあげたり下げたりする。

目的	筋肉	監修者コメント
・足底感覚の強化 ・股関節伸展の強化 ・背筋群の強化	・中殿筋 ・大殿筋 ・ハムストリングス ・体幹伸筋群	足底にフォームローラーをおき、殿部をあげることによって、足底感覚を刺激しながら股関節屈曲筋や体幹の機能を促進します。年齢や筋肉の状態によって、無理のない範囲でできるように指導しましょう。

⇐ 術者の圧
⇐ 患者の抵抗

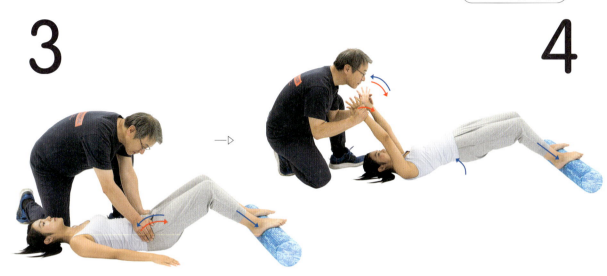

3

2ができた患者には、さらに足を遠くにおいて2と同じ動きをさせる。

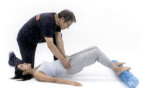

3段階目まであがりきった状態。

4

3ができた患者には、術者が両手をもちあげて、体側にある両手の支えがない状態をつくり、さらに高い負荷をかける。この状態で殿部をあげたり、下げたりする動作をゆっくり繰り返すことで下肢筋力を強化し、バランス反応を高める。

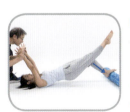

Check
4もできた患者は、片足をフォームローラーから離した状態で殿部をあげたり下げたりする動作をゆっくり繰り返す。

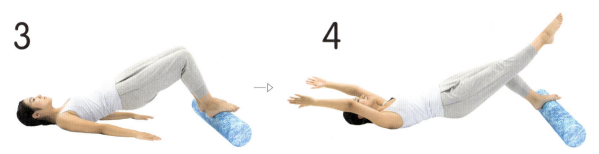

3

2ができたら、フォームローラーをさらに遠くにおいて2と同じ動きを行う。

4

3ができたら、両手をあげた状態や、片足をあげた状態で、2と同じ動きを行う。

5 下肢のエクササイズ2

使用ローラー
ハーフタイプ
スタンダードタイプ
2本

1

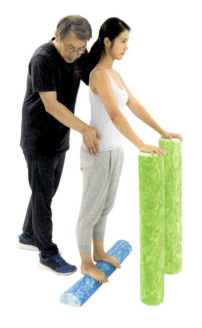

患者は立位で、両手でフォームローラーを支えにして、ハーフタイプのフォームローラーにのる。術者は転倒しないように注意して支える。

2

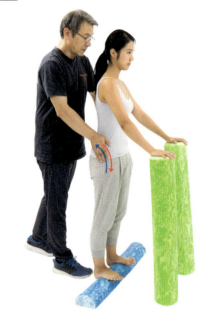

術者は患者の後方に位置し、骨盤に触れる。そのまま術者は前傾方向に抵抗を与えて、患者は後傾方向に抵抗する。このとき、患者の腹筋に力が入っていることを確認する。

Self-care Version　患者1人で行う

1

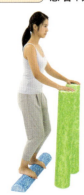

立位で、両手でフォームローラーを支えにする。ハーフタイプのフォームローラーにのる。

2

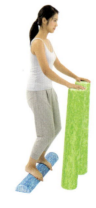

フォームローラーにのったまま、膝の屈曲を行い、前方にゆっくりと足首を動かす。

目的	筋肉	監修者コメント
・足底感覚の刺激 ・下肢筋力の強化 ・バランスの促進 ・腹筋と背筋の強化	・足首周辺筋群 ・大腿四頭筋 ・ハムストリングス ・体幹腹筋 ・背筋 ・上肢筋群	ハーフタイプのフォームローラーを使用することにより、足底感覚とバランス感覚を刺激します。下肢筋、体幹筋、そして、身体を支えている上肢の筋肉も促進される、全身運動です。

⬅ 術者の圧
⬅ 患者の抵抗

3

「手で押しますから、動かないで！」

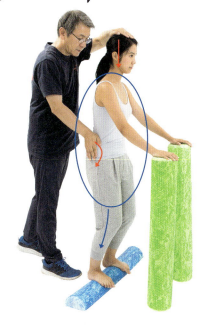

患者に「動かないで」と指示をしながら、頭上と骨盤に手をおき、前後、左右、回旋方向に少しずつ抵抗を与える。患者は圧力に耐えながら、腹筋、背筋などに力を入れる。

4

「手で押しますから、動かないで！」

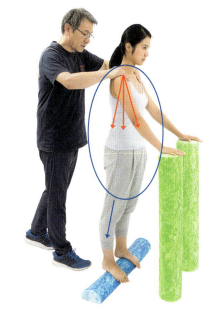

術者は患者の肩周辺に手をおき、患者に「動かないで」と指示をする。そのうえで、接触した手で前後、左右、回旋方向に少しずつ抵抗を与える。患者は圧力に耐えながら、腹筋、背筋などに力を入れる。

3

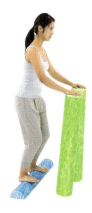

フォームローラーにのったまま、膝の屈曲を行い、後方にゆっくりと足首を動かす。

Alternative Method

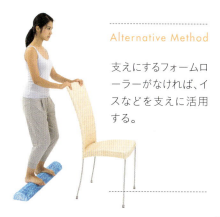

支えにするフォームローラーがなければ、イスなどを支えに活用する。

6 体幹のエクササイズ

使用ローラー
ハーフタイプ
スタンダードタイプ

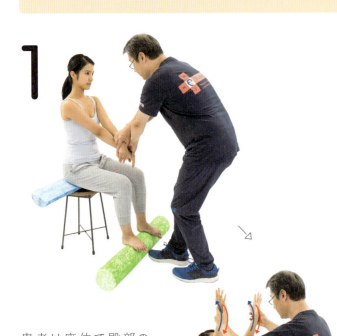

患者は座位で殿部の下にハーフタイプのフォームローラーの平らな面を上にしておく。そのままゆっくりと胸を開きながら、両手を上にあげる。術者はそれに対抗するように床に向かって圧力をかける。

患者は片手を上にあげながら、同時に、もう片側の手を反対側の太腿の側面に近づける。術者はそれに対抗するように圧をかける。

Self-care Version 患者1人で行う

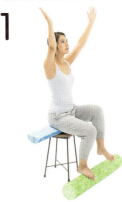

座位で殿部の下にハーフタイプのフォームローラーの平らな面を上にしておく。両手をゆっくりと上にあげる。

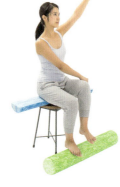

片手を上にあげながら、同じ側の足を少しあげる。同時に、もう片側の手を反対側の太腿の側面に近づける。

目的	筋肉	監修者コメント
・体幹の可動性 ・体幹の安定性 ・胸椎の回旋	・脊柱起立筋 ・内外腹斜筋 ・上肢筋 ・下肢筋	体幹の可動性を促進し、バランス感覚を促すエクササイズです。上部体幹の運動である「チョッピング」「リフティング」などを、フォームローラーを使ってチャレンジしてみましょう。

→ 術者の圧
→ 患者の抵抗

3

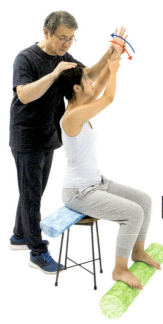

患者は片手の手首を持ち、自分で抵抗をかけながら上にあげていく。術者は抵抗をかけつつ、手のひらに顔が向くようにサポートする。さらに、あげた手を対向に動かす。術者は抵抗をかけつつ、手のひらに顔が向くようにサポートする。

リフティング

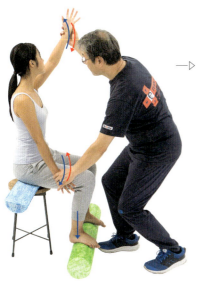

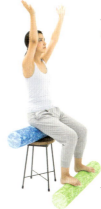

チョッピング

3

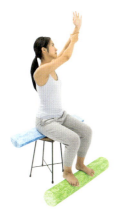

片手の手首を持ち、自分で抵抗をかけながら上にあげていく。

Alternative Method

慣れてきたらハーフタイプのフォームローラーではなく、通常のソフトタイプのフォームローラーに変えてもよい。

Column

PNF

　PNF（Proprioceptive Neuromuscular Facilitation）とは、1940年代にアメリカの医師であり神経生理学者でもあるハーマン・カバット氏によって提唱され、理学療法士のマーガレット・ノット氏が発展させた運動療法です。当時、アメリカでは小児マヒ（ポリオ）が蔓延していましたが、その治療法はただ身体を固定して安静にするだけというものでした。
　それに対してカバット氏やノット氏が運動療法を実践したところ、回復率があがり、この運動療法を脳卒中や脊髄損傷などに苦しむ患者さんにも応用していきました。それが、PNFの起源です。
　PNFは筋肉や骨、関節などにある感覚受容器に適度な刺激を与えることで身体を動かしやすくします。そしてその感覚受容器の刺激方法は、手で押したり、言葉をかけたりするシンプルなものです。
　「動きにくかったものを、動かしやすくする（促通）」ために行うので、術者が「動かしてあげる」という意識にならずに、患者さん自身に動いてもらうことが大切です。

PNFで行う、感覚受容器の刺激方法

・触覚刺激
筋肉や関節を皮膚の上から触ることで、皮膚受容器を刺激します。

・聴覚刺激
言葉による指示でコミュニケーションをはかります。リラックスをさせたいときは優しい声で、感覚受容器への刺激をさらに強めたいときは少し強めに発声しましょう。

・視覚刺激
動きを目で見てもらうことで運動の方法を確認させます。

・関節刺激
牽引したり圧をかけて関節にある感覚受容器を刺激して、運動性や安定性を得ます。

Part 3

トリガーポイント治療の効果を高めるケア

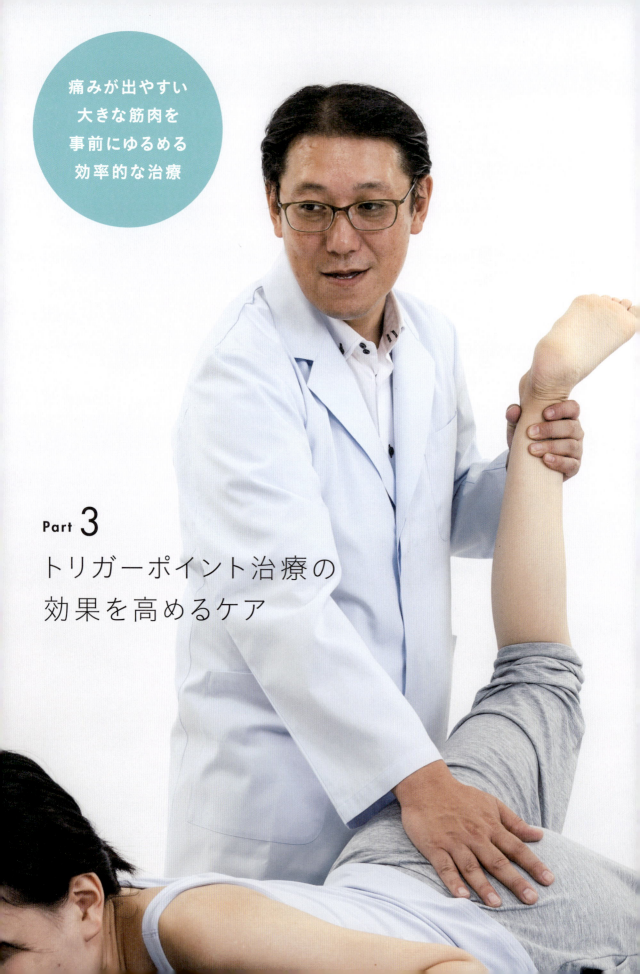

痛みが出やすい大きな筋肉を事前にゆるめる効率的な治療

Part 3
トリガーポイント治療の効果を高めるケア

治療前のケア × 自宅でのケア
鍼治療の効果をより高めるために。

　これから紹介する6つのストレッチは、身体の大きな筋肉にアプローチしています。「治療の前段階として行うことで、トリガーポイントや深部の筋肉の治療に専念できる」「自宅で定期的に実践することで痛みの予防になる」。この2つをテーマに考案しました。

　痛みやこりの原因と考えられているトリガーポイントの治療では、筋肉にある索状硬結を探します。しかし当然、筋肉自体が硬いと硬結は探せません。実際の治療では、索状硬結を探しやすくするために、最初にマッサージをしたり、大きな筋肉をゆるめる鍼を打ったりします。この「大きな筋肉をゆるめる」ことを事前に患者さん自身で行ってもらえれば、治療が格段に効率化できます。そのためのセルフケアツールとして、フォームローラーは大変有効なアイテムだと思います。

　また、痛みの予防としてフォームローラーを毎日継続して活用してもらえれば、患者さん自身で体調の変化を自覚します。「今日は痛い」「今日は気持ちがよい」と自分の身体の声を聴くことで、痛みが発生したときに早めに治療を受けてもらえます。

　私は、治療家は「治療の上手さ」だけがすべてではないと考えます。現にベテランの先生ほど、セルフケアや食事の指導を自然に行ったうえで治療しています。フォームローラーを使った運動療法である今回のストレッチも、痛みやストレスの改善・予防のセルフケアとして有効です。最初から自宅で実践をしてもらうのはハードルが高いので、まず治療院で一緒に試したり、治療の前段階として待合室で経験をしてもらい、最終的に自宅で取り組んでもらうプロセスを経るとよいでしょう。

伊藤 和憲
ITOH KAZUNORI

鍼灸学博士。明治国際医療大学鍼灸学部はりきゅう学講座教授、鍼灸学部長補佐。明治国際医療大学鍼灸学部大学院鍼灸学研究科長。明治国際医療大学鍼灸学部付属鍼灸センター長（京都掛川鍼灸院分院長併任）。

Acupuncturist, let's take self-care into treatment ! →

1 股関節屈曲筋群のストレッチ

使用ローラー
スタンダードタイプ

1

「ここを伸ばしますよ」

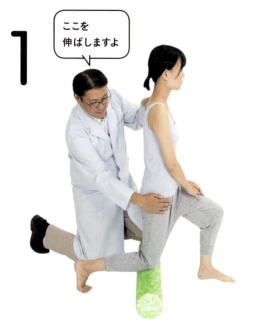

患者は、フォームローラーを挟むように片足を前に出して立つ。もう片方の足の膝下を、フォームローラーにのせる。術者は、患者の股関節や太腿の前面を触れることで、ストレッチする部位を患者に意識させる。

Check
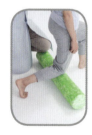
フォームローラーが転がらないように、術者は膝などを使って固定しておく。

2

息を吐きながら 5～10秒

伸ばす

術者は患者の体幹をまっすぐにし、骨盤を固定して体幹のみ前に行くように身体を前にスライドさせる。背中を伸ばして股関節から前に体幹を動かし、股関節が伸びるイメージで腸腰筋を伸ばす。

Self-care Version 患者1人で行う

1
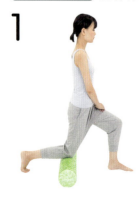
片足立ちをし、患側の足を伸ばした状態でフォームローラーに膝をのせる。

2
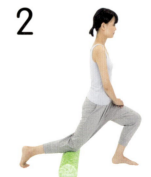
体幹をまっすぐにしたまま、体幹のみ前に行くように身体を前にスライドさせる。

目的	筋肉	監修者コメント
・骨盤調整（腰椎前弯増強タイプ） ・姿勢矯正 ・背部痛の緩和 ・ストレス解消	・腸腰筋 ・縫工筋 ・大腿直筋 ・大腿筋膜張筋	股関節屈筋群、特に腸腰筋は背部に関連痛を誘発するほか、ストレスによって緊張しやすい筋肉です。痛みがある場合は、患側の足をフォームローラーにのせ、予防の場合は、左右両方の足で行ってください。

3

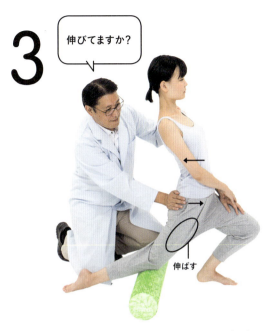

「伸びてますか？」
伸ばす

体幹をニュートラルポジションに戻し、今度は、患者の体幹が反るように身体を後ろに傾ける。このとき患者は、太腿の前面（大腿直筋）が伸ばされているように意識する。

4

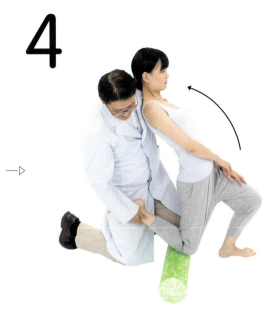

術者は患者の足首を持ち、患者は片足の足関節を曲げ、術者に身体を預けるまで上体を弓状にする。1〜4を左右行う。

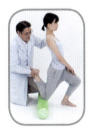

Check
足関節を曲げるときは、負荷が少ないニュートラルポジションでもよい。

3

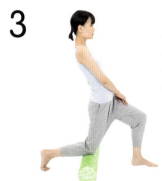

身体をニュートラルポジションに戻し、体幹が反るように身体を後ろに傾ける。

4

片足の足関節を曲げて手で持ち、上体を弓状にする。1〜4を左右行う。

2 股関節伸筋群のストレッチ

使用ローラー
スタンダードタイプ
大殿筋のマッサージはパイプ型フォームローラーで行ってもよいです。

1

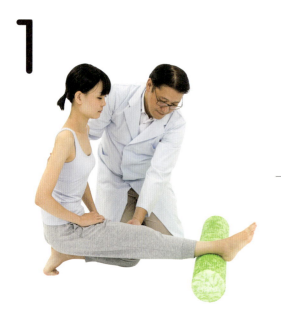

患者は片足を伸ばして足関節のあたりにくるようにフォームローラーをおき、もう片足を曲げて身体を支える。術者は身体がふらつかないように支える。

2

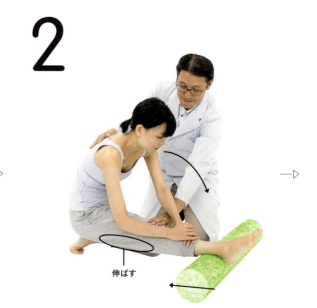

伸ばす

ゆっくりと体幹を前屈し、ハムストリングスを伸ばす。術者は患者の体幹を支えながら、前屈をサポートする。前屈しながらフォームローラーを少しだけ回転させ、太腿の後ろをさらに伸ばす。痛みがある場合は、患側の足をフォームローラーにのせて行う。予防の場合は、1、2を左右両方の足で行う。

Self-care Version　患者1人で行う

1

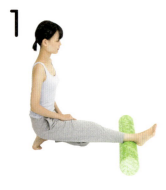

片足を伸ばして足関節のあたりにくるようにフォームローラーをおき、もう片足を曲げて身体を支える。

2

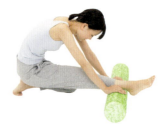

フォームローラーが動きすぎないように注意しながらゆっくりと体幹を前屈し、ハムストリングスを伸ばす。

目的	筋肉	監修者コメント
・骨盤調整（腰椎後弯増強タイプ） ・姿勢矯正 ・痛みの緩和 ・ストレス解消	・ハムストリングス ・大殿筋	股関節伸筋群が硬くなると、骨盤を後傾させ、猫背などを引き起こします。殿部から下腿後面、膝への痛みの原因にもなるので、セルフケアが重要です。治療院ではどこの筋肉が伸びているのかを意識し、正しいストレッチの姿勢を確認させることが大切です。

3

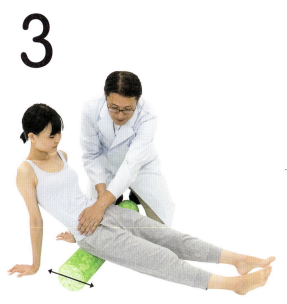

患者は殿部にフォームローラーをおいて座る。フォームローラーを上下させることで、大殿筋をマッサージする（坐骨結節部から骨盤部分のマッサージ）。その際、術者は骨盤のあたりで身体を支えるとよい。

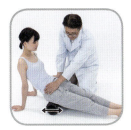

Check
パイプ型フォームローラーで行ってもよい。

4

おしりの近くで上下させますよ

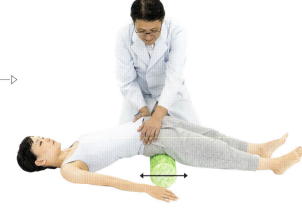

腰部にフォームローラーを挟み込み、術者が体幹を支えながら、殿部付近でフォームローラーを前後させる（仙骨付近のマッサージ）。目的は殿筋のリリースなので、座る位置が上すぎる（腰部の下だと）と効果がない。しっかりと仙骨の部分で挟み込んで、背筋を伸ばすよう指導する。

3

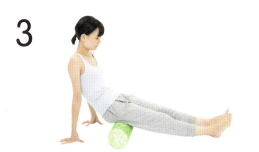

殿部にフォームローラーをおいて座る。フォームローラーを上下させることで、大殿筋をマッサージする（坐骨結節部から骨盤部分のマッサージ）。

4

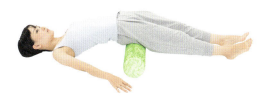

腰部にフォームローラーを挟み込み、殿部付近でフォームローラーを前後させる（仙骨付近のマッサージ）。

3 胸腰椎屈筋群のストレッチ

> 使用ローラー
> **スタンダードタイプ**
> ソフトタイプでも可。

1
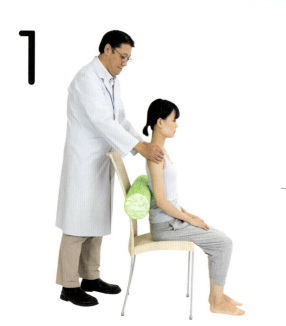

患者はイスに座り、背中とイスの間にフォームローラーを入れる。術者は、患者が背筋を伸ばしているかを確認する。

2
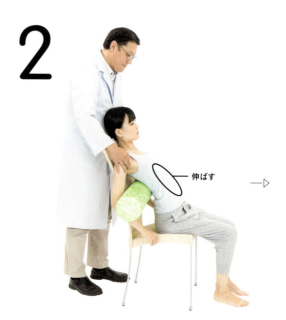

伸ばす

1の姿勢から、患者はフォームローラーの後ろの部分に手を回して、お腹を伸ばすように腰を反らす。その際、術者は体幹の後屈をサポートする。

Check
【床で行う場合】
フォームローラーを腰に入れ、恥骨結合部付近で転がす。その際、術者は体幹を弓なりに広げる。腰の部分からフォームローラーを入れると痛いので、膝を立てて殿部を浮かせて腰と殿部の間の部分にフォームローラーを入れる。

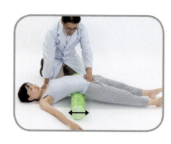

Self-care Version 患者1人で行う

1
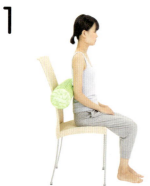

背中とイスの間にフォームローラーを入れる。

2
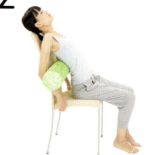

フォームローラーの後ろの部分に手を回して、お腹の前を伸ばすように腰を反らす。

目的	筋肉	監修者コメント
・骨盤調整（腰椎後弯増強タイプ） ・姿勢矯正 ・痛みの緩和 ・ストレス解消	・腹直筋 ・腹斜筋	胸腰椎屈筋群は骨盤を後傾させ、円背などを引き起こし、腰痛の原因になります。ローラーを使い治療前に背中全体をゆるめる作業を行うことで、トリガーポイント治療を行いやすくします。

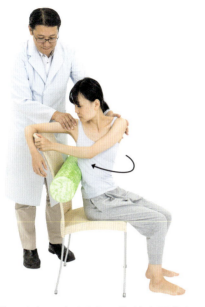

患者は後ろを振り向くように体幹を回旋し、脇腹を伸ばす。真横ではなく、斜めにひねるように意識する。その際、術者は体幹の回旋をサポートする。

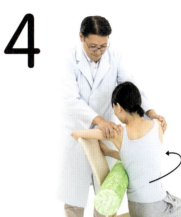

3の後、反対にも回旋する。

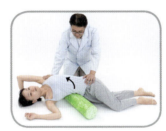

Check
【床で行う場合】
側臥位になり、フォームローラーを脇腹に入れて、体幹を弓なりに伸ばす。その際、術者は患者の体幹を斜めに側屈する。斜めに側屈することで腹斜筋のストレッチを行えるが、真横に伸ばすと腰方形筋のストレッチとなってしまうので、注意する。

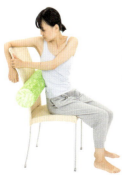

後ろを振り向くように体幹を回旋し、脇腹を伸ばす。

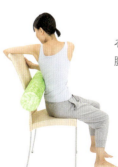

その後、反対の脇腹を伸ばす。

4 胸腰椎伸展筋群のストレッチ

使用ローラー
スタンダードタイプ
パイプ型フォームローラー

1

術者はベッドの上にフォームローラーをセットする。患者はローラーの上に腹臥位になり、フォームローラーを抱えて背中を丸める。その際、術者が上体の伸展をサポートする。

2

術者はベッドの上にフォームローラーをセットする。ベッドの上にフォームローラーを横にセットし、側臥位になり側屈をサポートする。その際、腰方形筋を伸ばすために体幹は真横に開く。

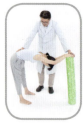 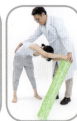

Check
【立位で行う方法】
患者はフォームローラーを立てた状態で、ローラーの前に立ち、体幹を前屈して脊柱起立筋を伸ばす。その際、術者は前屈をサポートする。さらに、フォームローラーを斜めにし、体幹を側屈して腰方形筋を伸ばす。その際、術者は側屈をサポートする。

Self-care Version　患者1人で行う

1
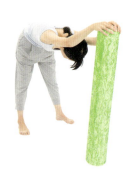
フォームローラーを中心に体幹を前屈し、脊柱起立筋を伸ばす。

2
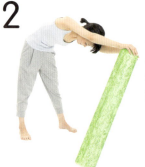
フォームローラーを斜めにし、体幹を側屈して腰方形筋を伸ばす。

目的	筋肉	監修者コメント
・骨盤調整（腰椎前弯増強タイプ） ・姿勢矯正 ・痛みの緩和 ・ストレス解消	・脊柱起立筋 ・腰方形筋	胸腰椎伸筋群は骨盤を前傾させ、前弯増強を引き起こし、腰痛の原因になります。ローラーを使って、治療前に筋全体をゆるめることでトリガーポイント治療を行いやすくするほか、家庭でのセルフケアにも役立ちます。

3

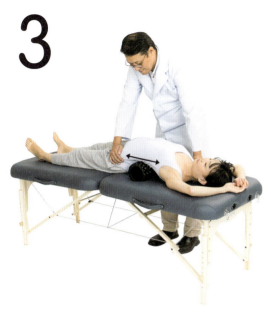

患者は背中の部分にパイプ型フォームローラーをおき、脊柱起立筋をマッサージする。その際、術者はパイプを動かし、全体をマッサージする。さらに、術者は伸展をサポートし、パイプを引きあげて、全体をマッサージする。

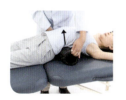

4

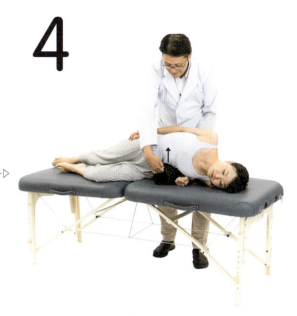

お腹の横にパイプをおく。最初は肘をついて身体を支えるが、だんだんと下側の腕を伸ばしていき、脇腹に圧をかける。なお、腕をまっすぐ伸ばすと、お腹の横の腰方形筋が伸ばされるので強度が増す。その際、術者はパイプを引きあげて、全体をマッサージする。

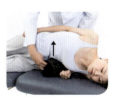

3

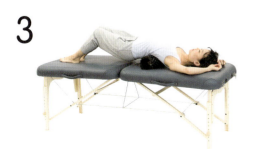

背中の部分にパイプ型フォームローラーをおき、脊柱起立筋をマッサージする。

4

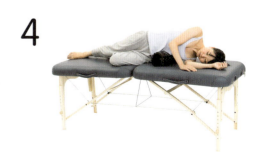

お腹の横にパイプをおく。最初は肘で身体を支え、だんだんと下側の腕を上に伸ばしていき、脇腹に圧をかけていく。

5 頸部屈筋群のストレッチ

使用ローラー
ソフトタイプまたはスタンダードタイプ
パイプ型フォームローラー

1

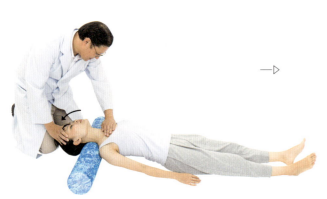

患者はフォームローラーを首のつけ根に入れて、背臥位になり、首を後ろに倒す（胸鎖乳突筋を伸ばすよう意識する）。その際、術者は鎖骨周辺と額を押さえ、伸展をサポートする。

2

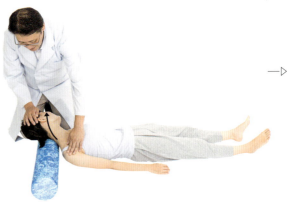

ローラーを首のつけ根に入れて、首を回旋する（斜角筋を伸ばすよう意識する）。その際、術者は肩とこめかみのあたりを押して回旋を強制する。左右双方行う。首の回旋は急速に行わないように注意する。

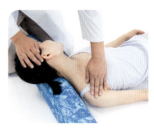

Self-care Version 患者1人で行う

1

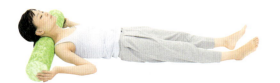

フォームローラーを首のつけ根に入れて、背臥位になり、首を後ろに倒す（胸鎖乳突筋を伸ばすよう意識する）。

2

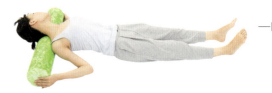

ローラーを首のつけ根に入れて、首を回旋する（斜角筋を伸ばすよう意識する）。

目的	筋肉	監修者コメント
・頚椎の前弯増強 ・姿勢矯正 ・痛みの緩和 ・ストレス解消	・斜角筋 ・胸鎖乳突筋	頚部前面の筋緊張は頚椎の前弯を増強させ、手のしびれや痛みなど上肢の症状を引き起こします。そのため、頚部を後屈させることで前面の筋肉を伸ばし、痛みを軽減させます。なお、上肢の症状が強い患者さんには、パイプ型フォームローラーを使った3、4の動きがおすすめです。

3

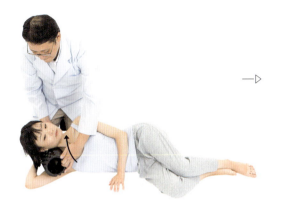

患者は身体を横向きにして、パイプ型フォームローラーの上部の端の部分を身体の下側の手でつかむ。そのまま腕枕をするように首の横の部分（胸鎖乳突筋のあたり）をマッサージする。痛みが強い人は凸凹がない部分をあてる。術者は挟んだパイプをゆっくりと引きあげる。

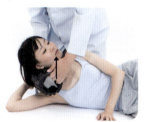

4

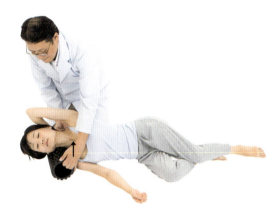

患者は、パイプの上部の端の部分を身体の上側の手でつかむ。その後、首の側部に入れて斜角筋のあたりをマッサージする。痛みが強い人は凸凹がない部分をあてる。術者は挟んだパイプをゆっくりと引きあげる。

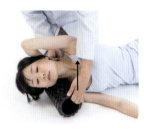

3

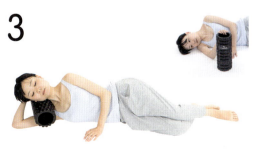

身体を横向きにして、パイプ型フォームローラーを立てて、身体の下側の手でパイプの端の部分をつかむ。腕枕をするように胸鎖乳突筋をマッサージする。痛みが強い人は凸凹がない部分をあてる。

4

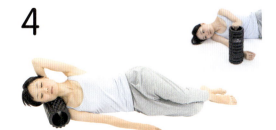

身体を横向きにして、パイプを立てて、身体の上側の手でパイプの端の部分をつかむ。その後、首の側部に入れて斜角筋をマッサージする。痛みが強い人は凸凹がない部分をあてる。

6 頚部伸筋群のストレッチ

使用ローラー
スタンダードタイプ
パイプ型フォーム
ローラー

1

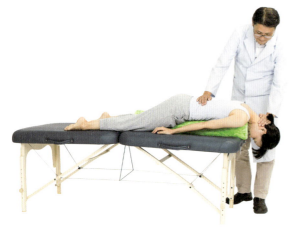

フォームローラーの上で腹臥位になり、頚部を屈曲させて後頭部を伸ばす。その際、術者は首をゆっくりとストレッチしながら、頚部屈曲をサポートする。首全体を伸ばすよう意識する。

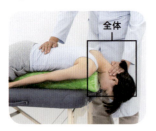

2

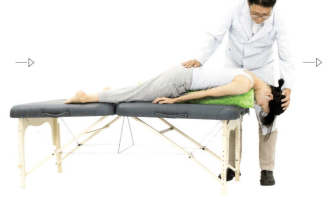

フォームローラーを抱えるようにした状態から、術者は後頭部を押しながら、後頭下筋を刺激するように意識する。

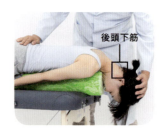

Self-care Version　患者1人で行う

1

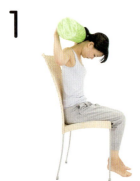

座位でフォームローラーを首の後ろにつけ、両端を押して頭板状筋をストレッチする。

2

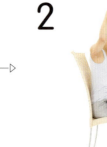

座位でフォームローラーを頭頂部につけ、両端を押して後頭下筋をストレッチする。

目的	筋肉	監修者コメント
・頚椎の前弯消失 ・姿勢矯正 ・痛みの緩和 ・ストレス解消	・板状筋 ・後頭下筋 ・脊柱起立筋	頚部後面の筋緊張は頚椎の前弯を消失させ、頭痛などの症状を引き起こします。そのため、頚部を前屈させることで後面の筋肉を伸ばし、痛みを軽減させます。なお、頭痛が強い患者さんには、パイプ型フォームローラーを使った3、4の動きがおすすめです。

3

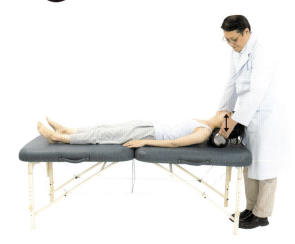

患者は頚部にパイプ型フォームローラーをおいて背臥位になる。術者はパイプの両端を持ち、引きあげるように患者の首に押しあてる。その際、リズミカルに上下に動かす（板状筋を刺激する）。

4

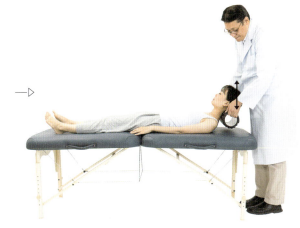

術者はさらに頚部を屈曲させる。その際、後頭部の骨の際にパイプをあて、リズミカルに上下に動かす（後頭下筋を刺激する）。

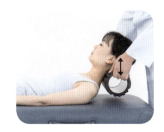

3

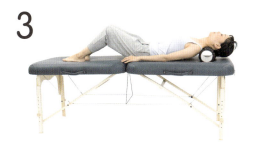

後頚部にパイプ型フォームローラーをあて、マッサージをする。顎を引くようにすると、首の後ろの部分が伸びる。首を軽く横に向けると他の筋肉が伸びる。

4

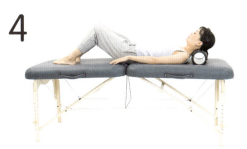

後頭部にパイプをあて、マッサージをする。後頭下筋群では、後頭部の骨の際にフォームローラーをあて少し動かす。

Column

治療へのエクササイズの取り入れ方

　トリガーポイントが存在する筋肉は、「短くなると痛くなり、伸ばされると楽になる」という原理に従っています。そこで、治療前に筋肉を収縮させて、術者が痛みが出現する動作を確認し、その主動作筋に対してフォームローラーを使用したストレッチ＆マッサージを行うのがよいと思います。

　そうすれば、筋肉全体の緊張が緩和し、トリガーポイントが存在する索状硬結がわかりやすくなるため、治療しやすくなります。また、そのトリガーポイントが再活性しないためにも、治療後にフォームローラーを使用したセルフケアを指導し、治療効果が継続するように患者教育しましょう。

治療プログラム例

1回目

筋肉を収縮させて、痛みが出現する動作を確認する ▷ 治療に関わる筋肉のエクササイズを一緒に行う ▷ 治療 ▷ 指導したエクササイズ内容をセルフケアとして自宅でも行うよう伝える

2回目以降

待合室等で前回指導したセルフケアを行ってもらう ▷ 治療 ▷ 治療の状態を踏まえ、新しいエクササイズを一緒に行う。さらに、セルフケアを自宅でも行うように伝える

> 筋肉がゆるんでいるので、治療時間を短縮できる。

Part 4

東洋医学から見た女性のためのトリートメント

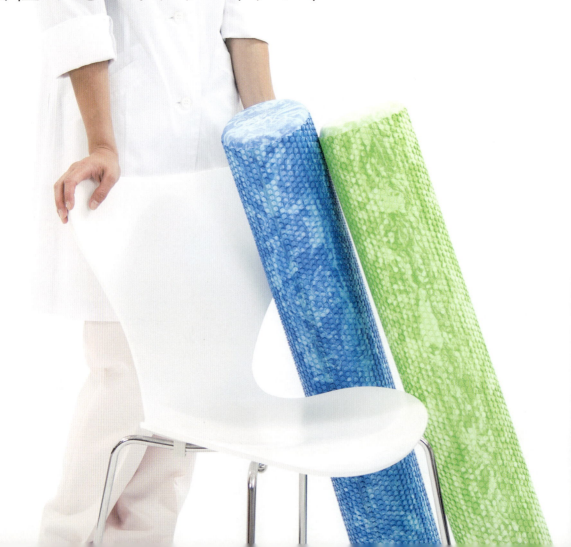

気・血・水の
巡りをよくする、
美と健康のための
新習慣

Part 4
東洋医学から見た
女性のためのトリートメント

> 身体を温め、血流を改善する。
> それが女性の健康に必要なすべてです。

　身体が冷えて血管・血行の状態が悪くなると、美容やダイエットへの影響だけでなく、臓器や精神の健康も害してしまいます。

　しかし、それに反して現代女性の間では身体を冷やす生活習慣が浸透しています。例えば、葉野菜中心のダイエットや、小麦粉たっぷりの食生活、シャワーだけの入浴、水分のとりすぎ、慢性的な運動不足などです。

　当院を受診する患者さんにも、生理痛をはじめとする冷えが原因の症状が多くみられます。しかし、ときには冷えを改善する漢方を処方しても全く症状が治らず、「漢方は効かない！」と服用を止めてしまう患者さんもいます。それは結局、上記のような身体を冷やす生活を続けているためです。つまり、体質改善には薬の処方や治療に加えて「本人が生活習慣を変える」ことも重要なのです。

　当院では、1人の患者さんにつき30分〜1時間の診察時間を設け、漢方の考え方を丁寧に指導しています。ただ薬を処方するだけの流れ作業的な診察では、生活習慣の改善の必要性が患者さんにうまく伝わりません。「せっかく身体を温める漢方を飲んでいるんだから、温める生活をしないとだめですよ」と、食事や運動習慣の指導をしています。

　本書では、血流をよくし、体温・代謝をあげる7つの動きを考案しました。「表面的な症状だけでなく、身体を根本的に治したい」と考えている治療家やボディーワーカーの方に、患者指導の一つとして活用していただきたいです。鍼治療やマッサージの効果を持続させるのにも効果的です。患者さんが毎日コンスタントに続けられるように、運動の意義と合わせてレクチャーするとよいと思います。

石原 新菜
ISHIHARA NINA

医師。イシハラクリニック副院長。帝京大学医学部卒業。同大学病院の研修医を経て、現在は主に漢方医学、自然療法、食事療法による治療にあたっている。親しみやすい人柄で、講演、テレビ、ラジオ、執筆活動と幅広く活躍中。日本内科学会会員。日本東洋医学会会員。日本温泉気候物理医学会会員。2児の母。

Let's start treatment for women's beauty and health from the next page! →

1 背中と肩甲骨を動かす トリートメント

使用ローラー
スタンダードタイプ
はじめての方や高齢者の方は、ソフトタイプでもよいです。

1

患者は、膝を曲げてフォームローラーにのる。患者は、両腕を垂直にあげて、術者は両腕をつかんで、フォームローラーが患者の脊柱に沿うようにポジションをサポートする。軽く腕を振って、リラックスさせてもよい。

2

5回

> 肩甲骨でフォームローラーを、しっかり挟んでください

術者は「フォームローラーを肩甲骨で挟むよう意識しながら、胸を開いて、肘を床につけてください」と声をかけて、体勢をつくってもらう。術者は、患者が胸を開きやすいように、ゆっくりと肩を押す。呼吸が止まらないように深呼吸を促す。1、2を連続で、5回繰り返す。

Check
肩を押すときは、いきなり強い圧をかけない。患者が胸を広げ、肩甲骨がしっかりと寄せられているのを、口頭で確認しながら時間をかけて行う。

Self-care Version 患者1人で行う

1

膝を曲げてフォームローラーにのる。軽く左右に揺れて、フォームローラーが脊柱に沿うようにする。

2

フォームローラーを肩甲骨で挟むよう意識しながら、胸を開いて、肘を床につける。1、2を連続で、5回繰り返す。

目的	筋肉	監修者コメント
・肩こりの改善 ・背中のストレッチ ・ダイエット ・四十肩・五十肩の改善	・僧帽筋 ・広背筋 ・脊柱起立筋 ・肩甲挙筋　・大円筋	フォームローラーのスタンダードな使い方です。毎日続けることで、悪い姿勢のクセや、慢性的な肩こりの解消を目指します。肩甲骨周りにある褐色脂肪細胞を刺激して代謝をあげる効果もあります。

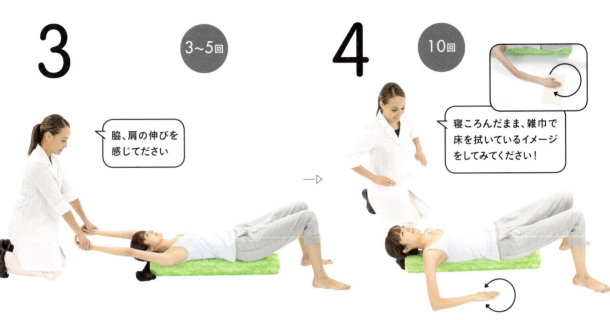

3 3〜5回

「脇、肩の伸びを感じてください」

患者は、両腕を床と平行にあげ、術者は両腕をつかんで、フォームローラーが患者の脊柱に沿うようにポジションをサポートする。そのまま、床と平行になるように、両腕を牽引して、伸ばす。患者には、「脇、肩の伸びを感じてください」と口頭で確認する。牽引とリラックスを、3〜5回、繰り返す。

4 10回

「寝ころんだまま、雑巾で床を拭いているイメージをしてみてください！」

患者は、両肘と両手を床につけ、両手で床に円を書くように動かす。このとき、「雑巾で床を拭いているようなイメージで」と伝えると、軌道をイメージしやすい。10回転したら、反対回しも行う。

Check

両手をフォームローラーに近づけているときは、フォームローラーで肩甲骨を挟むように、しっかり動かすように指導する。

3
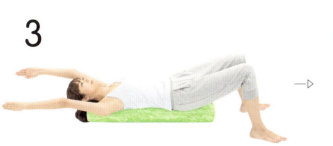

両腕を床と平行になるようにあげる。脇と背中が伸びるように腕を伸ばす。

4
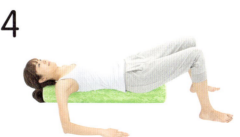

両肘と両手を床につける。両手で床に円を書くように、内回り、外回り、10回ずつ動かす。

2 癒しのリンパマッサージトリートメント

> 使用ローラー
> **ソフトタイプ**
> マッサージが目的なので、ソフトタイプで行います。

1
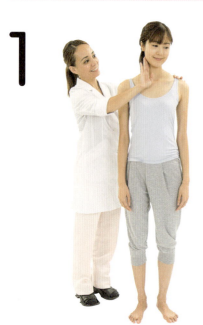

フェイスラインや足のむくみの程度を確認し、患者と症状を共有する。患者には、毎日マッサージを続けるメリットなどを伝える。

2
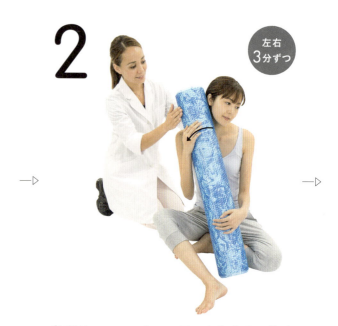

左右3分ずつ

患者は、フォームローラーを抱える。術者は、フォームローラーの丸みに沿って、身体に向かって、一定方向に転がすように指導する。強すぎる圧ではなく、柔らかな刺激を繰り返すように伝える。首にこりがあったら、重点的にほぐすように使用してもよい。

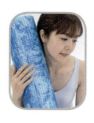

Check
少し角度を変えて、肩の方向に向かってフォームローラーを転がしてもよい。

Self-care Version 患者1人で行う

1
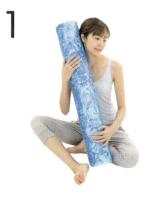

フォームローラーを抱え、丸みに沿って、身体に向かって、一定方向に転がす。左右3分ずつ行う。

2
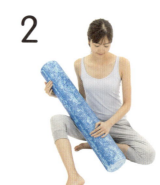

あぐらで床に座り、片側の内腿にフォームローラーの丸みを沿わせて、上下に転がす。片足2分ずつ行う。

目的	筋肉	監修者コメント
・リラックス効果 ・リンパの流れを促す ・全身の血流をよくする	・胸鎖乳突筋 ・広頚筋 ・内転筋群 ・腓腹筋　・ヒラメ筋	顔や足のむくみになやむ女性は多くいます。ここでは、フォームローラーをマッサージグッズのように使う方法を紹介します。入浴後やリラックスタイムに行うように指導するのが、続けてもらうポイントです。

3　左右2分ずつ

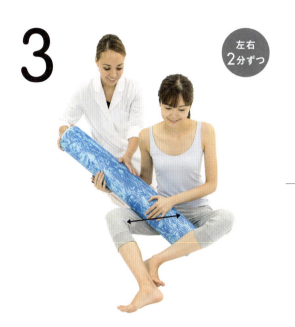

患者は、あぐらで床に座る。片側の内腿にフォームローラーの丸みを沿わせて、上下に転がす。術者は、患者の筋肉が硬いところにフォームローラーが正しくあたっているか確認する。デリケートな部分なので、圧がかかりすぎないように注意する。

4　片足2分ずつ

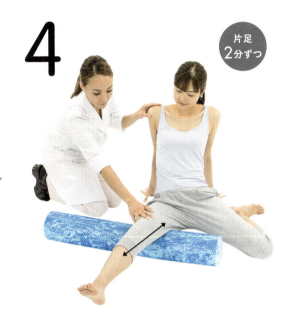

患者は、床に座って片側の太腿の下にフォームローラーを入れる。両手で体重を支えて、上下に転がす。術者は、うまく圧がかかるように上体を支えてサポートする。片足ずつ、両足行う。

Check

時間があるときは、太腿だけでなく、ふくらはぎまでマッサージするように伝えてもよい。そのとき、足自体の角度を変えてふくらはぎの内側、外側もマッサージできることもレクチャーする。

3

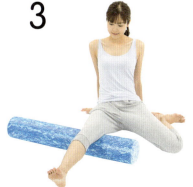

片側の太腿の下にフォームローラーを入れる。両手で体重を支えて、上下に転がす。片足2分ずつ行う。

4

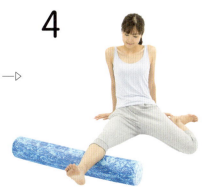

片側のふくらはぎの下にフォームローラーを入れる。両手で体重を支えて、上下に転がす。片足2分ずつ行う。

3 女性ホルモン分泌トリートメント

使用ローラー：ソフトタイプ
体幹がしっかりされている方は、スタンダードタイプでもよいです。

1

「深呼吸をして、姿勢をキープしましょう」

1分

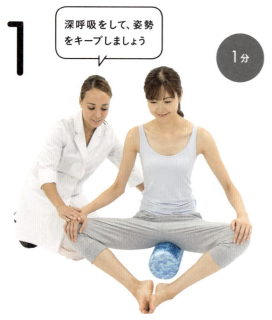

患者はフォームローラーのエッジに足裏をつけて座り、太腿の広げ、膝に手をおく。慣れていないとはじめはグラグラするので、術者は上半身を支えて、骨盤を立たせるように伝え、深呼吸を促す。

2

左右5回ずつ

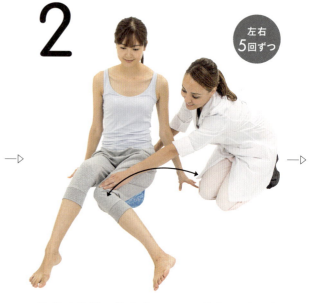

患者は片側の膝を立て、もう片側の膝を内側に入れる。術者は、より負荷がかかるように太腿に外側から圧をかけ、5秒キープしたら元の位置に戻す。はじめから強い圧ではなく、じっくり、患者の状態を見ながら行う。

Check

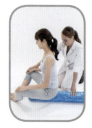

横から見た状態。エッジの部分に骨盤を立たせて座る。

Self-care Version 患者1人で行う

1

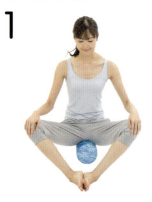

フォームローラーのエッジに足裏をつけて座り、膝に手をおく。深呼吸して、しばらく姿勢をキープする。

2

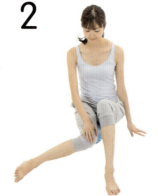

片側の膝を立て、もう片側の膝を内側に入れる。自分の手で圧をかける。5秒キープしたら元の位置に戻す。左右5回ずつ行う。

目的	筋肉	監修者コメント
・女性ホルモンの分泌 ・骨粗しょう症の予防 ・美肌 ・月経痛の改善	・骨盤底筋群 ・股関節屈曲筋群 ・ハムストリングス ・大殿筋	このストレッチでは、股関節を動かして、子宮・卵巣への血行を改善します。月経痛や不妊症などの症状は子宮周りの鬱血が原因で発生します。子宮への血流を改善することで、女性ホルモンがしっかりと分泌され、子宮筋腫、骨粗しょう症、PMS、更年期の症状などの予防になります。

3

呼吸を止めないで！

5回

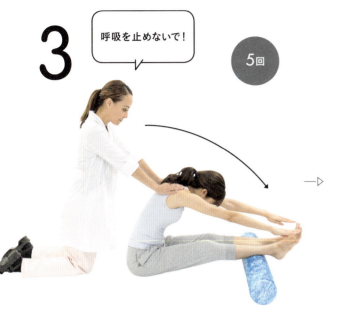

アキレス腱にあたるように、フォームローラーに両足をのせる。そのまま前屈をする。術者はうしろから背中を押して、負荷をかける。呼吸を止めずに、しっかりと深呼吸をしながら行うように促す。

Check
冷え性などで足先が冷たい場合は、アキレス腱をのせたときに何度か足首を背屈、底屈して血行をよくする。

4

左右5回

脇、横腹、太腿の裏をしっかり伸ばしてください

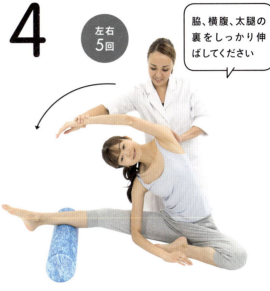

片足のアキレス腱部分にフォームローラーがあたるようにのせる。そのままフォームローラーにのせた側の身体ではないほうの手を伸ばし、側屈する。術者は患者の側屈をサポートする。腹部と、脇の伸びを感じているか、太腿後面の伸びを感じているか確認する。一呼吸したら元に戻り、反対側も行う。

3

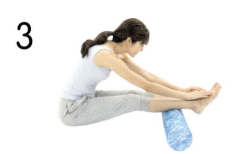

アキレス腱にあたるようにフォームローラーに両足をのせる。そのまま前屈をして、一呼吸したら元に戻る。5回程度行う。

4

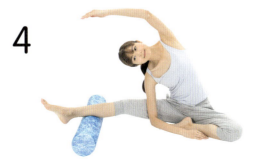

片足のアキレス腱にフォームローラーがあたるようにのせる。そのままフォームローラーにのせた側ではないほうの手を伸ばし、側屈する。左右5回行う。

4 女性ホルモン分泌 トリートメント2

使用ローラー
スタンダードタイプ

1

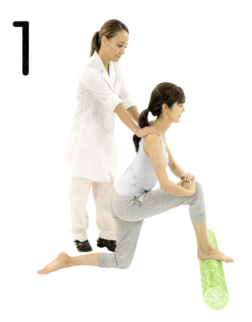

患者はフォームローラーに片足をのせ、もう片足の膝を床につく。両手をフォームローラーにのせた側の膝におき、そのままフォームローラーにのせた側の足に体重をかける。床につけた足は、太腿の前面が伸びる感覚を感じる。

Check
術者は患者の腰に手をおいて、患者の身体を安定させてもよい。踏ん張る足が不安定なため、腹筋にも力が入る。

2

左右5回ずつ

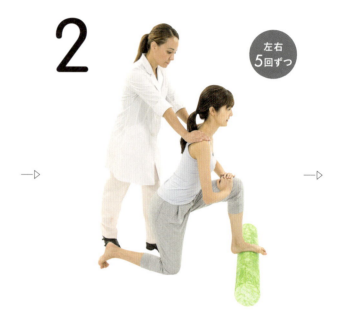

足を入れ替える。患者は1と逆側の足をフォームローラーにのせ、もう片足の膝を床につく。両手をフォームローラーにのせた側の膝におき、そのままフォームローラーにのせた側の足に体重をかける。1、2を交互に、5回ずつ行う。

Check
術者は骨盤の向きをフォームローラーに向けて固定し、左右にぐらつかないように、正しく伸びるようサポートしてもよい。

Self-care Version 患者1人で行う

1

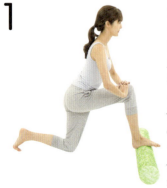

フォームローラーに片足をのせ、もう片足の膝を床につける。両手をフォームローラーにのせた側の膝におき、そのままフォームローラーにのせた側の足に体重をかける。

2

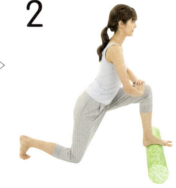

1と逆側の足をフォームローラーにのせ、もう片足の膝を床につく。両手をフォームローラーにのせた側の膝におき、そのままフォームローラーにのせた側の足に体重をかける。

目的	筋肉	監修者コメント
・女性ホルモンの分泌 ・ダイエット ・冷えの改善 ・月経痛の改善	・腹筋 ・骨盤底筋群 ・殿筋群 ・大殿筋 ・梨状筋	引き続き股関節屈筋群のストレッチです。骨盤内の血行がよくなることで女性ホルモンの分泌を促します。月経前・月経期間中に行うと月経痛が軽くなります。また、殿筋群などにもアプローチするため、体温と代謝があがり、冷えの防止やダイエットにも効果的です。

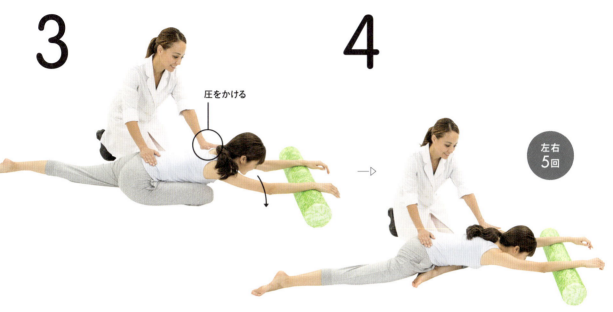

3 患者はフォームローラーの前で片足を身体の前で曲げ、もう片足を後ろにまっすぐ伸ばす姿勢をとる。手首をフォームローラーにのせてそのまま上体を床に近づける。術者は患者に適切な圧をかけて患者の脇、殿部の伸びをサポートする。

4 足を入れ替える。フォームローラーの前で1と逆の足を身体の前で曲げ、もう片足を後ろにまっすぐ伸ばす。手首をフォームローラーにのせてそのまま上体を床に近づける。3、4、を左右交互に5回ずつ行う。

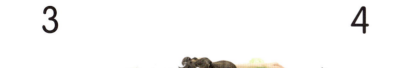

3 フォームローラーの前で片足を身体の前で曲げ、もう片足を後ろにまっすぐ伸ばす姿勢をとる。

4 3と逆で同じフォームをつくる。手首をフォームローラーにのせてそのまま上体を床に近づける。

5

ゆらゆら美脚トリートメント

使用ローラー
スタンダードタイプ

1

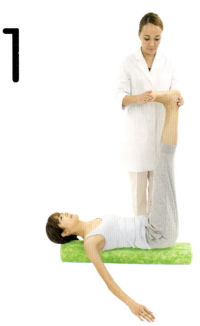

患者はフォームローラーにのり、足を垂直にあげる。両手は床につけておく。術者は患者の足首を持ち、足先の冷えがあるようならば、足首を背屈、底屈する動きを行う。

2

深呼吸してください

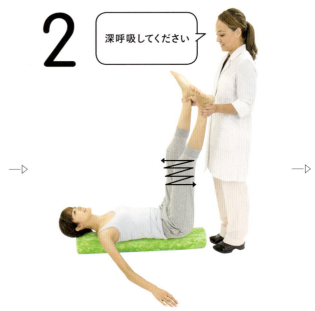

術者は、患者にリラックスをするように促し、深呼吸をしてもらう。術者は患者の持ちあげた両足を前後（フォームローラーと平行方向）に小刻みに振る。

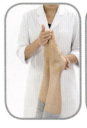 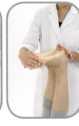

Check
底屈のときにふくらはぎの伸びを感じられるよう、じっくり時間をかけて何回か行う。

Self-care Version 患者1人で行う

1

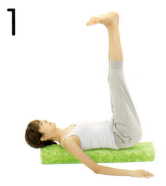

フォームローラーにのり、足を垂直にあげる。足先の冷えがあるようならば、足首を背屈、底屈する動きを行う。

2

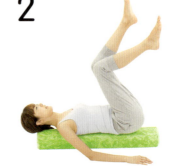

あげた足を前後（フォームローラーと平行方向）に小刻みに振る。

目的	筋肉	監修者コメント
・血行促進 ・リラックス効果 ・むくみの改善	・胸鎖乳突筋 ・広頚筋 ・内転筋群 ・腓腹筋　・ヒラメ筋	両足を心臓より高くして、下に溜まった血液や水分を全身に流すイメージの動きです。ゆらゆら揺らすストレッチでは足に力を入れず、リラックスして行います。最後に、フォームローラーを使って外側からも血流を促しましょう。

3　1〜2分

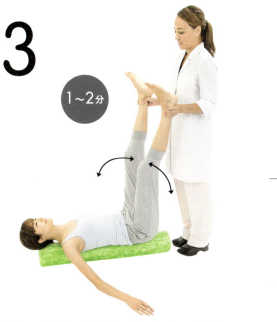

今度は持ちあげた両足を、左右に小刻みに振る。患者には足の力を完全に脱力してもらって行うとよい。2と3を交互に組み合わせながら、1〜2分行う。

4　2〜3分

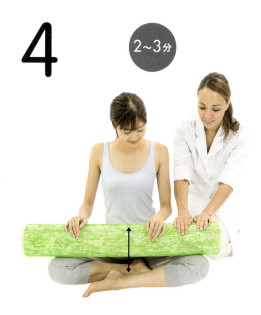

患者は座位になり、あぐらの姿勢をつくる。両足の太腿にフォームローラーをおいて、じっくり圧をかける。さらに、上下に動かす。術者は、手で圧をかけたり、正しくあたっているかなどを確認する。

3

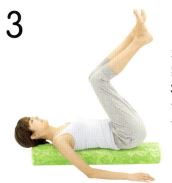

次に、左右に小刻みに振る。2と3を交互に組み合わせながら、1〜2分行う。

4

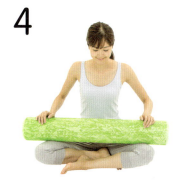

あぐらの姿勢をつくる。両足の太腿にフォームローラーをおいて圧をかけたり上下に動かしたりする。

6 ぺたんこお腹＆くびれトリートメント

使用ローラー
ハードタイプ

1 (15回)

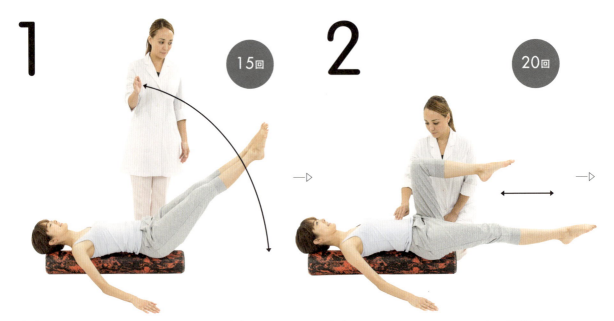

患者はフォームローラーにのり、足を垂直にあげる。両手は床につけておく。その状態から、両足をゆっくりと床に近づけ、身体がまっすぐになったら再び垂直になるようにあげる。術者は足の軌道と位置を確認して、垂直以上に足を曲げすぎないようにコントロールする。

Check
両足を押して、負荷をかけてもよい。

2 (20回)

患者はフォームローラーにのり、両足をまっすぐ伸ばす。そこから歩くように、片足ずつ交互にあげて、足を床と平行に動かす。

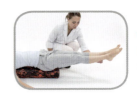

Check
はじめに正しく平行に動かせているかどうか確認する。

Self-care Version 患者1人で行う

1
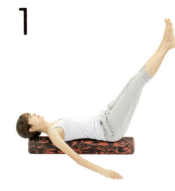

フォームローラーにのり、足を垂直にあげる。両手は床につけておく。その状態から、両足をゆっくりと床に近づけ、身体がまっすぐになったら再び垂直になるようにあげる。

2
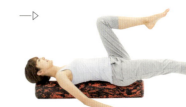

両足をまっすぐ伸ばす。そこから歩くように、片足ずつ交互にあげて、足を床と平行に動かす。

目的	筋肉	監修者コメント
・体幹を鍛える ・便秘の改善 ・子宮・卵巣の血行をよくする	・腹直筋 ・腹斜筋 ・腹横筋	腹筋を重点的に鍛える3つの動きを組み合わせたエクササイズです。腹筋を鍛えることで、腹筋が「自然の腹巻き」となり、冷えから内臓が守られ、全身の体温があがります。さらに、お腹を動かすことで、便秘の予防・改善にもなります。

3

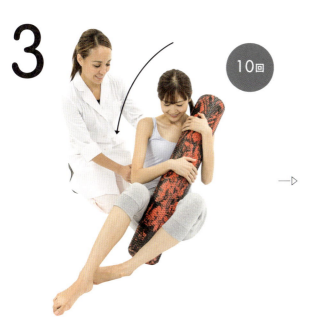

10回

患者は、両手でフォームローラーを抱え、両足で挟むか、巻きつける。そのままフォームローラーを片側に倒して、上体を斜めに倒す。そこからフォームローラーにつかまりながら、腹横筋を鍛えるように腹筋をする。術者は患者の姿勢が崩れないようにサポートする。

4

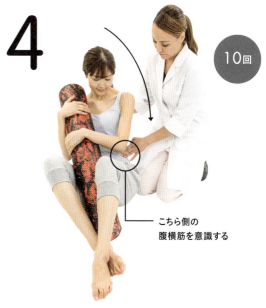

10回

こちら側の腹横筋を意識する

3と逆側にフォームローラーを倒して、上体も斜めに倒す。そこからフォームローラーにつかまりながら、腹横筋を鍛えるように腹筋をする。術者は患者の姿勢が崩れないようにサポートする。

3

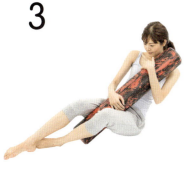

両手でフォームローラーを抱え、巻きつける。上体とフォームローラーを片側に倒す。そこからフォームローラーにつかまりながら、反対の腹横筋を鍛えるように腹筋をする。

4

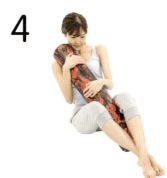

3と逆側にフォームローラーを倒して、上体も斜めに倒す。そこからフォームローラーにつかまりながら、反対の腹横筋を鍛えるように腹筋をする。片側10回ずつ行う。

7 背中美人のトリートメント

使用ローラー
ハードタイプ

目的	筋肉	監修者コメント
・体幹を鍛える ・代謝をあげる	・広背筋 ・腰方形筋	女性は男性に比べて筋肉量が少ないため、どうしても代謝、体温が低くなってしまいます。そのため、下半身や背中など比較的大きな筋肉を動かすことで、代謝をあげる必要があります。6の腹筋と合わせて行うことで、背中側からも内臓を温めることができます。

1

体勢はつらくないですか？

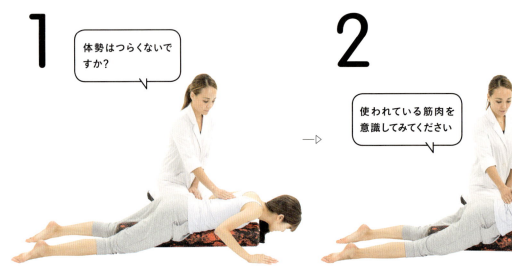

患者はフォームローラーにまたがり、腹臥位になる。手は肘を曲げ、床につける。術者は患者の体勢がつらくないか確認し、リラックスするように促す。

2

10回

使われている筋肉を意識してみてください

患者は腰と背中に力を入れて、床につけた両手を押して上体を反る。このとき、術者は患者の腰や背中に触れて、筋肉が正しく使われているか確認する。患者にも口頭で「使われている筋肉を意識してみてください」と伝える。1、2をゆっくりと10回繰り返す。

Self-care Version 患者さん1人で行う

1

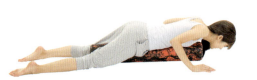

患者はフォームローラーにまたがり、腹臥位になる。手は肘を曲げ、床につける。

2

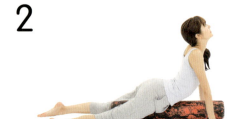

腰と背中に力を入れて、床につけた両手を押して上体を反る。1、2を10回繰り返す。

Part 5

心と身体を整える
マインドフルネスムーブメント

Part 5
心と身体を整える
マインドフルネスムーブメント

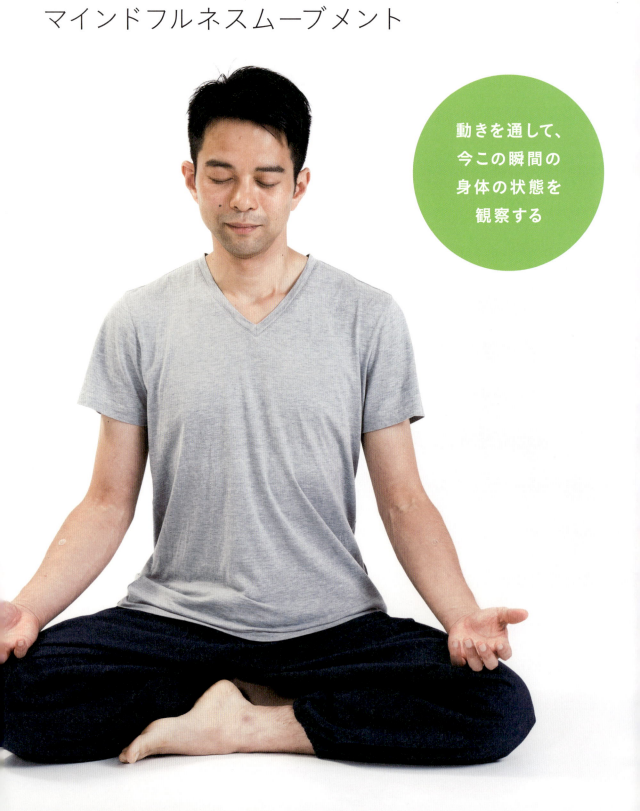

動きを通して、今この瞬間の身体の状態を観察する

> Not forcing.
> ——強制でなく、
>
> Not training.
> ——訓練でなく、
>
> Showing up.
> ——際立ってくる感覚に、ただ気づく。

よく、「マインドフルネスとは、リラクゼーション法ですか?」と聞かれることがありますが、実はそうではありません。

マインドフルネスとは、「気づく練習」であり、客観的に自分の身体感覚や気持ちを観察するための手段です。元々は、1970年代に分子生物学者のジョン・カバット・ジンが、慢性疼痛や末期がんなどの患者を対象に、瞑想と簡単なヨーガの動きを取り入れたプログラムを開発したことから始まりました。この背景からも分かるように、マインドフルネスは自分の身体とコミュニケーションをとったり、痛みとの向き合い方を変えるのに効果的です。

マイナスの感情が伴うと、痛みや不快感は増幅します。そのため、「痛いから嫌だ」、「不調だからダメなんだ」などと、現実に起こっている状態に感情を上のせしない練習が必要になります。マインドフルネスでは、自分のなかに痛みや不快な状態があったとしても、「気づく」ことに留めます。もし痛みを拒否したり、価値判断をしてしまったら、その自分に気づきます。

本書では、フォームローラーを活用して、「動き」による身体の変化に気づきやすくするプログラムを部位別に考えました。伸びている筋、縮んでいる筋、呼吸、圧痛など、一つひとつの感覚に丁寧に注目することで、内側に何かが立ちあがってきます。

このマインドフルネスの動く瞑想を、鍼灸やマッサージ、ボディセラピーの前後に取り入れると、患者さんと術者の間で、痛みや身体の変化のプロセスを共有できます。また、自宅でも継続して行ってもらうことで、治療の効果を実感してもらいやすくなるでしょう。

長谷川 洋介
HASEGAWA YOSUKE

鍼灸師、あん摩マッサージ指圧師。東京マインドフルネスセンター・センター長。ジョン・カバット・ジンによるMBSR(マインドフルネス・ストレス低減法)ワークショップ修了、MBSR Qualfied Teacher。日本マインドフルネス学会会員。

Let's start a new mindfulness practice from the next page! →

1 お休みのポーズ（基本のボディスキャン）

使用ローラー
スタンダードタイプ

1

- ☑ 呼吸はどうですか？ 浅いですか？ 深いですか？
- ☑ 痛みがある場所はありますか？
- ☑ 首、背中、腰、おしり、床との接地面はどんな感じですか？
- ☑ 左右差はありますか？
- ☑ 今の気持ちの状態はどうですか？

じっくり時間をとる

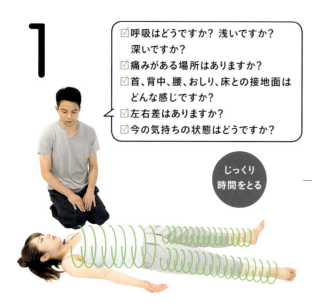

患者は床（またはマット）に背臥位になって手のひらを上に向け、目を閉じる。術者は患者に、「自分の呼吸に意識を向けてください。そして、身体の状態に意識を向けてみましょう。ありのままに感じましょう」と伝え、呼吸と身体感覚にただ注意を向けさせる。

2

患者はフォームローラーにのる。両膝は伸ばすか、つらければ曲げる。術者は患者の肩と骨盤に手を添えて、ゆがみのない姿勢がとれているか、余計な力が入っていないか確認する。患者に「脱力して、呼吸に意識を向け続けてください」と伝える。

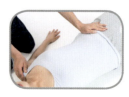

Check
肩と骨盤に手を添えながら、身体に力が入っているようならば、少し指圧やマッサージをしてもよい。

Self-care Version 患者1人で行う

1

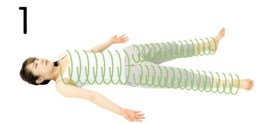

床（またはマット）背臥位になって手のひらを上に向け、目を閉じる。呼吸と身体感覚にただ注意を向ける。

2

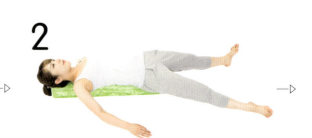

フォームローラーにのる。両膝は伸ばすか、つらければ曲げる。ゆがみのない姿勢がとれているか、余計な力が入っていないか確認して、呼吸に意識を向ける。

目的	筋肉	監修者コメント
・ボディスキャンの基本を行う ・体幹部の筋刺激を与えゆるめる ・体幹部を調整する	・脊柱起立筋 ・腰背部の筋	マインドフルネスの瞑想の中で、最もスタンダードな「ボディスキャン」を行う動きです。背骨がフォームローラーに接地している感覚をよく観察します。フォームローラーを左右に少しずつ動かすことで、身体の声に耳を傾け、脊柱やその周りの筋肉に刺激を届け、重力を感じつつゆるまる感覚を意識します。

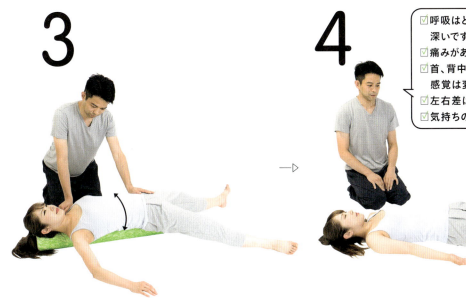

3

術者は患者の状況を確認しながら、少しずつフォームローラーを左右に揺らす。肩甲骨や背中、腰のあたりに痛みやこりがある場合は、少し圧迫をしてもよい。左右への揺れはとても小さく行うようにして、患者が「気持ちがよい」と感じる程度を意識する。

4

☑ 呼吸はどうですか？ 浅いですか？ 深いですか？
☑ 痛みがある場所はありますか？
☑ 首、背中、腰、おしり、床との接地面の感覚は変わりましたか？
☑ 左右差は変わりましたか？
☑ 気持ちの変化はありましたか？

じっくり時間をとる

患者はフォームローラーをおりて、再び床に背臥位になる。術者は再び呼吸と身体感覚に意識を向けるように伝え、フィードバックを促す。フォームローラーにのる前と、何が、どんなふうに変わったかを感じてもらう。

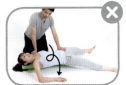

Check
動きが大きすぎると身体感覚にじっくり集中できなかったり、フォームローラーから落ちることがあるので注意する。

3

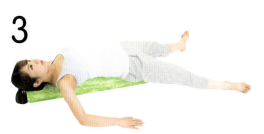

少しずつフォームローラーを左右に揺らす。肩甲骨や背中、腰あたりに痛みやこりがある場合は、少し圧迫をしてもよい。

4

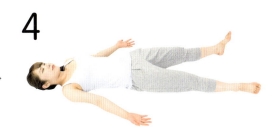

フォームローラーをおりて、再び床に背臥位になる。呼吸と身体感覚に意識を向け、どんなふうに変わったかフィードバックをする。

2 ガス抜きのポーズ

使用ローラー
スタンダードタイプ

1

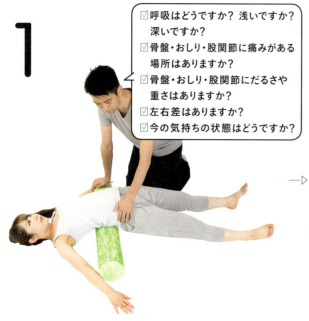

- ☑ 呼吸はどうですか？ 浅いですか？ 深いですか？
- ☑ 骨盤・おしり・股関節に痛みがある場所はありますか？
- ☑ 骨盤・おしり・股関節にだるさや重さはありますか？
- ☑ 左右差はありますか？
- ☑ 今の気持ちの状態はどうですか？

2

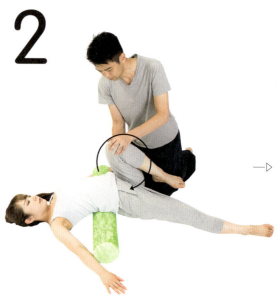

患者は、フォームローラーを仙骨にあたるようにセットして、背臥位になる。術者は患者に、「自分の呼吸に意識を向けてください。そして、骨盤、股関節の状態に意識を向けてみましょう。調子の良い悪いは決めつけないようにしてください」と伝え、身体感覚にただ注意を向けさせる。

Check
正しくフォームローラーをセットできていない場合は、一度患者の両足を持ちあげて膝を体幹に近づけるストレッチを行うと、仙骨にあたる。

術者は患者に力を抜くよう指示する。患者の片足を持ちあげて、股関節を内外に大きく回す。膝を内側に入れたり、外側に広げて圧を加える他動的なストレッチも行う。患者が可動域や伸びを感じられるよう、ゆっくりと動かす。片足ずつ、両足行う。

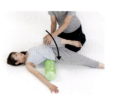

Self-care Version 患者1人で行う

1

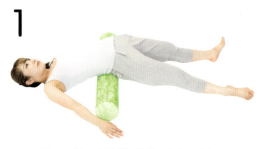

フォームローラーを殿部、仙骨にあたるようにセットして背臥位になる。

2

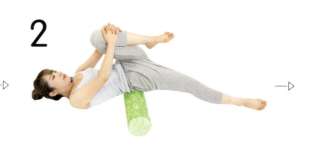

片足を持ちあげて、両手で抱え、股関節を内外に大きく回す。膝を内側に入れたり、外側に広げて圧を加えるストレッチも行う。片足ずつ、両足行う。

目的	筋肉	監修者コメント
・股関節をほぐす ・骨盤を整える ・マインドフルネス瞑想をしやすくする	・殿筋 ・内転筋 ・股関節周りの筋肉群	殿部への圧迫刺激を与えながら股関節周りをストレッチすることにより、股関節や骨盤周りを整えます。普段意識しづらい殿部や股関節周りが変化していく感覚をよく感じとることで、「今のこの瞬間」に自分自身を留める練習をします。動きの最中、気持ちが他の物事に逸れたらそこに気づき、動きにそっと戻りましょう。

3

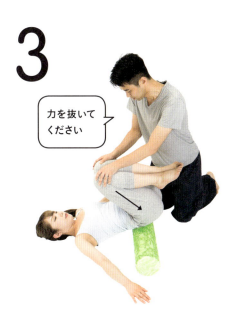

「力を抜いてください」

術者は患者に力を抜くよう指示する。患者の両足を持ちあげて、仙骨に向かって圧をかける。両足の膝を左右に傾けて圧を加えるストレッチも行う。患者が太腿の裏の伸びや殿部の伸びを感じられるよう、ゆっくりと動かす。

 Check
より強い圧をかけたい場合は、立ちあがって行ってもよい。

4

☑ 呼吸はどうですか？ 浅いですか？ 深いですか？
☑ 骨盤・おしり・股関節に痛みがある場所はありますか？
☑ 骨盤・おしり・股関節のだるさや重さに変化はありましたか？
☑ 左右差に変化はありましたか？
☑ 気持ちの変化はありましたか？

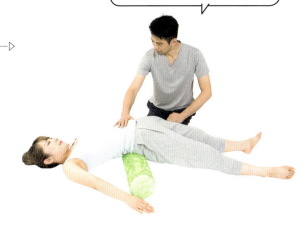

患者は、最初の姿勢に戻る。術者は再び呼吸と身体感覚に意識を向けるように伝え、フィードバックを促す。フォームローラーにのる前と骨盤や股関節の感覚がどんなふうに変わったかを感じてもらう。

3

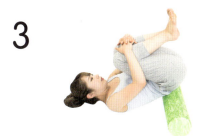

両足を持ちあげて、両手で抱え、お腹に引き寄せる。両足の膝を左右に傾けて圧を加えるストレッチも行う。

4

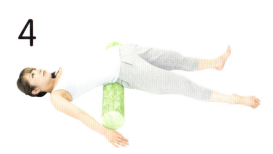

最初の姿勢に戻り、呼吸と身体感覚に意識を向け、骨盤、股関節周りがどんなふうに変わったかフィードバックをする。

3 猫のポーズ

使用ローラー **スタンダードタイプ**

1

- ☑ 呼吸はどうですか？ 浅いですか？ 深いですか？
- ☑ 肩・脇・腕・手に痛みがある場所はありますか？
- ☑ 肩・脇・腕・手にだるさや重さはありますか？
- ☑ 左右差はありますか？
- ☑ 今の気持ちの状態はどうですか？

患者は、フォームローラーが脇の下にくるようにセットして、床に手をつけて踵に殿部をのせる。術者は患者に、「自分の呼吸に意識を向けてください。そして、肩、脇、腕の状態に意識を向けてみましょう。価値判断はしないでください」と伝え、呼吸と肩や腕の身体感覚にただ注意を向けさせる。

Check
術者が一度上から圧をかけると、脇の感覚を意識しやすくなる。

2

患者は床に四つ這いになり、片手をフォームローラーの上にのせて腕を伸ばしながら上体をひねり、もう片方の腕をくぐらせる。術者は患者の脇の部分に呼吸に合わせて圧を加えて、くぐらせた側の肩が床につくように、肩関節と脇をストレッチする。これを左右行う。

Check
患者の脇の伸びを補助しながら、肩甲骨もゆるめるように圧を加えるとよい。

Self-care Version 患者1人で行う

1

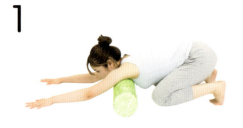

フォームローラーが脇の下にくるようにセットして、床に手をつけて踵に殿部をのせる。呼吸と肩や腕の身体感覚にただ注意を向ける。

2

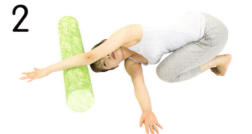

床に四つ這いになり、片手をフォームローラーの上にのせて腕をのばしながら上体をひねり、もう片方の腕をくぐらせる。くぐらせた側の肩がぴったりと床につくように伸ばし、肩関節と脇をストレッチする。これを左右行う。

目的	筋肉	監修者コメント
・呼吸を深める ・肩関節をゆるめる	・肩関節周りの筋群	両手を前に出し、殿部をあげる姿勢をつくって脇の下のストレッチを行います。ローラーの微妙な角度を調節しながら、肩や脇周りのいろいろな筋肉をストレッチしてゆるめていきます。脇がゆるむことで、胸が広げやすくなり、自然と呼吸が深くなります。

3

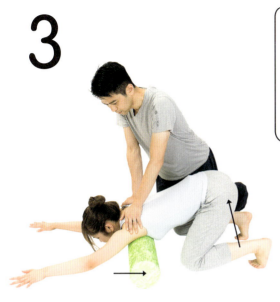

☑ 呼吸はどうですか？ 浅いですか？ 深いですか？
☑ 肩・脇・腕・手に痛みがある場所はありますか？
☑ 肩・脇・腕・手のだるさや重さに変化はありましたか？
☑ 左右差に変化はありましたか？
☑ 気持ちの変化はありましたか？

4

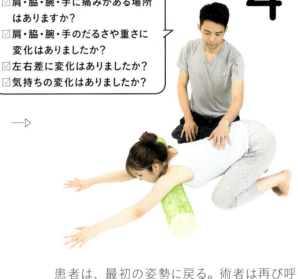

患者は四つ這いになり、フォームローラーを横にして両肘をおく。殿部を踵につけ、この姿勢をスタートポジションとする。この状態から殿部を垂直にあげてフォームローラーを身体側に近づけていき、脇を伸ばす。術者は肩を押して伸ばしやすいようにサポートする。

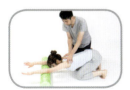

Check
最初の姿勢。ここから、殿部をあげてローラーを身体側に近づける。

患者は、最初の姿勢に戻る。術者は再び呼吸と身体感覚に意識を向けるように伝え、フィードバックを促す。最初と肩・脇・腕・手の感覚がどんな風に変わったかを感じてもらう。

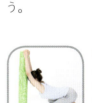

Check
この一連のエクササイズが難しい場合は、図のような、フォームローラーを立てて肩を伸ばす姿勢でストレッチを行ってもよい。

3

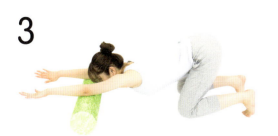

四つ這いになり、フォームローラーを横にして両肘をおく。殿部を踵につけた状態から殿部を垂直にあげてフォームローラーを身体側に近づけていき、脇を伸ばす。

4

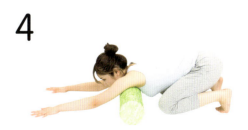

患者は、最初の姿勢に戻り、再び呼吸と身体感覚に意識を向ける。最初と肩・脇・腕・手の感覚がどんな風に変わったかを感じる。

4 深い前屈のポーズ

使用ローラー
ハーフタイプ
半円のフォームローラーを使用してください。

1

- ☑ 呼吸はどうですか？ 浅いですか？ 深いですか？
- ☑ 下腿に痛みがある場所はありますか？
- ☑ 足裏、アキレス腱にだるさや重さはありますか？
- ☑ 左右差はありますか？
- ☑ 今の気持ちの状態はどうですか？

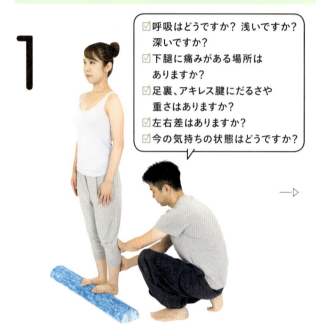

患者は、ハーフタイプのフォームローラーの中央に両足を握りこぶし一つ分開いて立つ。ローラーの足裏のカーブ添わせる。術者は患者に、「自分の呼吸に意識を向けてください。そして、ふくらはぎ、足裏、太腿後面の状態に意識を向けてみましょう」と伝え、呼吸と下肢、足裏の身体感覚にただ注意を向けさせる。

Check
踵は床につけた状態で、足のアーチにフォームローラーのアーチを沿わせる。指先もしっかり巻き込む。

2

患者は両手をゆっくりと上に伸ばす。肩、背中もしっかりと伸ばし、ゆっくりと深呼吸して、不安定な足場でバランスをとる。術者は患者の背中を支えて、身体が後方に反りすぎないように注意する。

Check
肩に力が入っているようならば、患者に一度腕を広げてもらい、肩のあたりを指圧してもよい。

Self-care Version 患者1人で行う

1

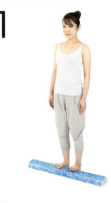

ハーフタイプのフォームローラーの中央に両足を握りこぶし一つ分開いて立つ。呼吸と下肢、足裏の身体感覚にただ注意を向ける。

2

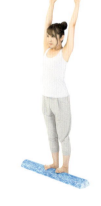

両手をゆっくりと上に伸ばす。肩、背中もしっかりと伸ばし、ゆっくりと深呼吸して、不安定な足場でバランスをとる。

目的	筋肉	監修者コメント
・ふくらはぎを柔らかくする ・足裏の感覚を意識する ・上体の力を抜く	・腓腹筋 ・ヒラメ筋 ・アキレス腱	太腿の後側が伸びる感覚を、呼吸と共に感じとっていきます。前屈が難しい人は膝を曲げて行ってください。足裏の感覚を呼び覚まし、前屈の姿勢が呼吸で深まっていく過程を丁寧に観察していきます。限界を知り、無理やり行わないようにしてください。

3

5回

姿勢に意識を向けて

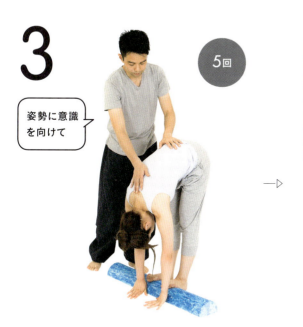

患者は反動をつけず、ゆっくりと前屈する。このとき、息を吐きながら前屈をする。吐ききったら元の姿勢に戻る。術者は背中を押して前屈をサポートするが、絶対に無理に押さないこと。患者の反応を見ながら行う。術者は、「息を吐きながら前屈をして、深くなっていく姿勢に意識を向けてください」とガイドをしながら、2、3を5回繰り返す。

4

☑ 呼吸はどうですか？浅いですか？深いですか？
☑ 下腿に痛みがある場所はありますか？
☑ 足裏、アキレス腱のだるさや重さに変化はありましたか？
☑ 左右差に変化はありましたか？
☑ 気持ちの変化はありましたか？

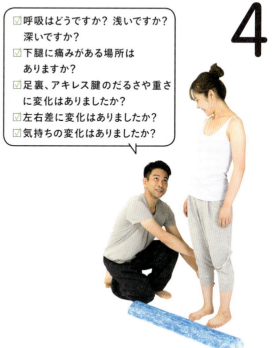

患者はフォームローラーをおりて立位になる。術者は再び呼吸と身体感覚に意識を向けるように伝え、フィードバックを促す。最初と、ふくらはぎ、足裏、太腿後面の感覚がどんなふうに変わったかを感じてもらう。

3

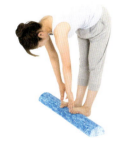

反動をつけず、ゆっくりと前屈する。このとき、息を吐きながら前屈をする。2、3を5回繰り返す。

4

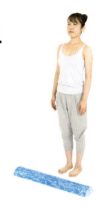

フォームローラーからおりる。再び呼吸と身体感覚に意識を向け、ふくらはぎ、足裏、太腿後面の感覚が最初とどんなふうに変わったかを感じる。

5 イルカのポーズ

使用ローラー
ソフトタイプ

1

- ☑ 呼吸はどうですか？ 浅いですか？ 深いですか？
- ☑ 座りやすさはどうですか？
- ☑ 座ったときに、どこか左右差はありますか？
- ☑ 今の気持ちの状態はどうですか？

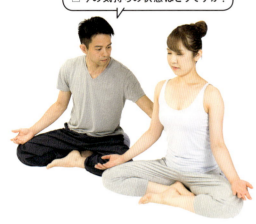

患者は座る瞑想の姿勢（あぐらの状態）になり、手のひらを膝にのせて上に向ける。このとき、殿部にクッションをおくと楽にできる。このまま、背中を開き、呼吸に集中をする。術者は、患者の背中が猫背になったり反りすぎたりしないように整えながら、「呼吸に意識をして、全身の感覚に注意を向けてください。座りやすさはどうですか？ 呼吸のしやすさはどうですか？」と、声をかけて身体感覚に意識を向けさせる。

2

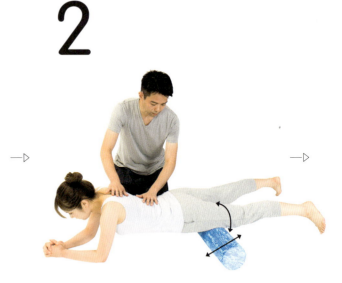

患者は床に肘をついた状態で、フォームローラーに太腿をのせる。その状態で、上下に転がしたり、左右に倒して圧をかけたりする。一つずつの動きは丁寧に、ゆっくり行うようにする。術者は患者がフォームローラーを転がしたり、圧をかけるのを補助する。

Check
よりリラックスした状態をつくりたい場合は、上体の力を抜いた左図のようなフォームになってもらってもよい。

Self-care Version 患者1人で行う

1

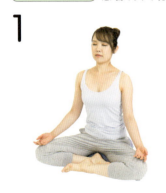

座る瞑想の姿勢（あぐらの状態）になり、手のひらを膝にのせて上に向ける。呼吸に意識をして、全身の感覚に注意を向ける。

2

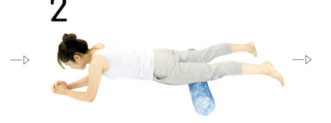

床に肘をついた状態で、フォームローラーに太腿をのせる。その状態で、上下に転がしたり、左右に倒して圧をかけたりする。

目的	筋肉	監修者コメント
・マインドフルネス瞑想（座る瞑想）をしやすくする ・太腿の筋を柔らかくする	・大腿四頭筋 ・体幹部の筋	大腿四頭筋のマッサージを中心とした動きです。ローラーを上手に利用して、硬くなりやすい太腿の筋をリラックスさせた状態で、マッサージを施します。太腿の筋をゆるめることにより、マインドフルネス瞑想（座る瞑想）がより深まりやすくなるので、瞑想前に行うとよいです。

3

術者は患者の腰のあたりをひねって、内腿に圧がかかるように補助する。この体勢で、2のようにフォームローラーを上下に転がす。左右の足で行う。

Check
そのまま下にフォームローラーを転がして、脛のあたりのマッサージを行ってもよい。

4

- 呼吸はどうですか？ 浅いですか？深いですか？
- 座りやすさに変化はありましたか？
- 座ったときの、左右差に変化はありましたか？
- 気持ちの変化はありましたか？

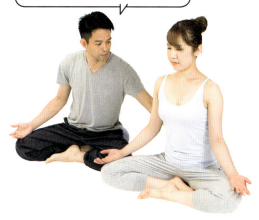

1の姿勢に戻る。術者は再び呼吸と身体感覚に意識を向けるように伝え、フィードバックを促す。最初とくらべて、座りやすさ、呼吸のしやすさがどんなふうに変わったかを感じてもらう。

3

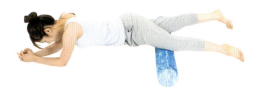

腰のあたりをひねって、内腿に圧がかかるようにする。この体勢で、2のようにフォームローラーを上下に転がす。左右の足で行う。

4

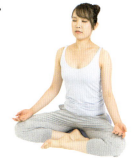

1の姿勢に戻る。術者は再び呼吸と身体感覚に意識を向け、最初とくらべて、座りやすさ、呼吸のしやすさがどんなふうに変わったのかを感じる。

6 お腹整えマッサージ

使用ローラー **ソフトタイプ**
腹部はデリケートなので、必ずソフトローラーで行ってください。

- 腹部の温かさ、冷たさはどんな感じか
- 柔らかさや硬さはどんな感じか
- 内臓の痛みなどはないか
- 腹部に違和感はないか

1

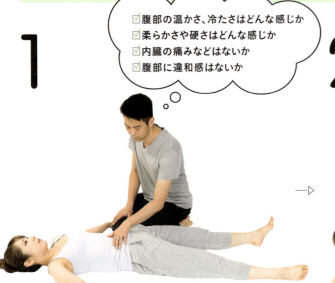

患者は床に背臥位になる。術者は、患者が呼吸と内臓の感覚に意識を集中するように促す。腹診や腹部打診など、普段活用している診察法を行ってもよい。その際は患者に症状や状態を伝えて、現状を共有する。

2

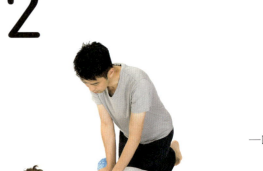

患者はフォームローラーを横向きにセットして、フォームローラーの上に腹部が来るように腹臥位になる。上半身はリラックスする。息を吸い、吐くときにフォームローラーを上下に動かす。フォームローラーがひっかかり、止まるところがあったら無理に動かさないようにする。術者は腰を押したり、フォームローラーを動かすのをサポートする。

Check
動きは、とても小さくなることを意識する。無理に圧をかけない。上下ともに吐くときに動かす。

Self-care Version 患者1人で行う

1

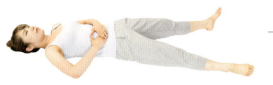

床に背臥位になる。呼吸に意識を向け、内臓の感覚に意識を集中する。お腹に手をあてて、温かさや硬さ、違和感、痛みなどを感じてもよい。

2

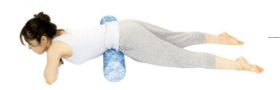

フォームローラーを横向きにセットして、フォームローラーの上に腹部があたるような姿勢で、腹臥位になる。上半身はリラックスする。息を吸い、吐くときにフォームローラーを動かす。

目的	筋肉	監修者コメント
・便秘解消 ・内臓の不調の軽減 ・体温上昇 ・自律神経を整える	・腹筋 ・腹横筋	マインドフルネスの瞑想では、呼吸を通して間接的に内臓を調節しますが、この動きでは直接的に圧を加えて、お腹に意識を向けます。お腹の温かさ、弾力性、内臓の動きなどを、マッサージの前後に注意深く観察します。必ず空腹時に行ってください。

3

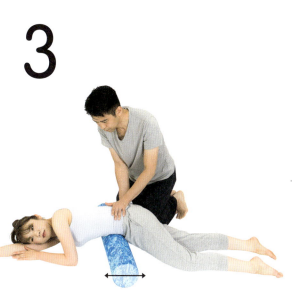

患者は上体をひねり、横腹に圧がかかるような姿勢をとる。このまま2と同様にフォームローラーを小さく上下に動かす。

4

- ☑ 腹部の温かさ、冷たさはどんな感じか
- ☑ 柔らかさや硬さはどんな感じか
- ☑ 内臓の痛みなどはないか
- ☑ 腹部に違和感はないか

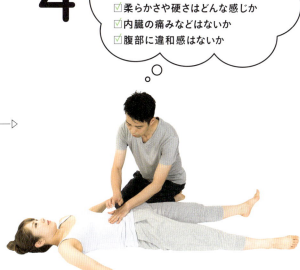

1の姿勢に戻る。術者は、再び呼吸と、内臓の感覚に意識を集中するように伝え、フィードバックを促す。腹診や腹部打診など、普段活用している診察法を行ってもよい。その際は患者に症状や状態を伝えて、どのように変化したかを共有する。

3

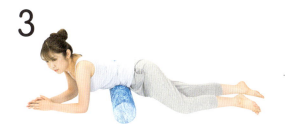

上体をひねり、横腹に圧がかかるような姿勢をとる。このまま2と同様にフォームローラーを小さく上下に動かす。

4

 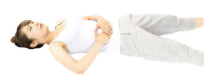

1の姿勢に戻る。呼吸に意識を向けて、内臓の感覚に意識を集中する。最初との変化を感じる。

Column

マインドフルネス

　Part5の6つの動きへの理解を深めるために、マインドフルネスについてもう少し詳しく解説します。

　マインドフルネスは、ジョン・カバット・ジン氏によると「瞬間瞬間に立ち現われてくる体験に対して、今この瞬間に、判断をしないで、意図的に注意を払うことによって実現される気づき」と定義されています。一見簡単そうに感じますが、成功させるためには意識的に取り組む必要があります。

　私たちの心は、本来とてもおおらかで広々としています。しかし、さまざまな経験を積んでいるうちに、ある種の「思考のクセ」が生まれてきます。このクセを取り払って純粋な心を取り戻すための練習として、瞑想を行います。瞑想は、何かを考えてしまう自分にただ気づき、そのまま、価値判断をせずに受け入れて手放す訓練になります。マインドフルネスを用いて「一呼吸」おくことで、衝動的な思考のクセや傾向に気づくことができます。

マインドフルネスではないこと
- いろいろなことを同時に行うこと
- 心ここにあらずであること
- 目先のことだけ考えること

マインドフルネスの練習の一例
- 瞑想
- 呼吸にただ注意を向ける
- 身体の動きにただ注意を向ける
- 見たものや、においにただ注意を向ける

活用されている例
- うつ病やストレスへの対処
- 仕事での能力向上
- 人間関係の改善

Part 6

スポーツ医学に基づいた美しい姿勢をつくるトレーニング

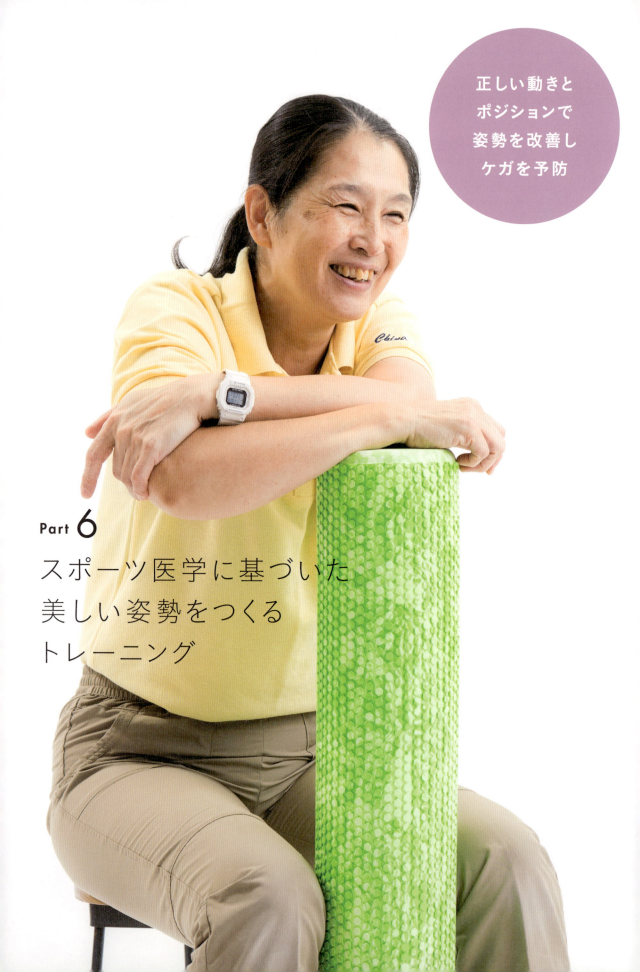

正しい動きと
ポジションで
姿勢を改善し
ケガを予防

Part 6
スポーツ医学に基づいた
美しい姿勢をつくる
トレーニング

> アスリートでも
> 一般の人でも
> 身体の構造は同じ。
> 健康の基本は
> 美しい姿勢です。

さまざまな競技のトップアスリートとかかわっていると、「姿勢が悪い選手は結果が出せない」と強く感じます。自然体の美しい姿勢は、あらゆるスポーツの基本です。例えば肩のポジションが数ミリ違うだけで、結果に大きな差が生まれることもあります。ケガのリハビリ中に姿勢の指導をしたことで、「自分の新たなのびしろが見つかった。ピンチをチャンスに変えられた」と喜ぶ選手も多くいました。

姿勢が大切なのは、アスリートだけではありません。肩こりや腰痛、膝の痛み、〇脚・X脚などは「悪い姿勢」や「まちがった身体の使い方」が原因だと思います。

本章の6つの運動は、主にアスリート向けの内容ですが、ある程度動ける人であれば、身体の様子を見ながら回数や負荷を調整し、チャレンジすることができます。

私は現在、熱海で高齢者や一般の方に運動指導を行っています。以前、病院でアスレティックリハビリテーションを指導していたときに、「病院でのリハビリ期間の終了後や、退院後にどこでリハビリを継続したらよいかわからない」という方が多数いると知りました。そういった困っている方を助けたいと思ったのがきっかけです。

プロスポーツ選手も一般の方も、身体のつくりは一緒で、筋肉や関節、骨の数も変わりません。正しく自分の身体を使いこなせているかどうかの違いです。一般の人がアスリートと同じ負荷でトレーニング……というわけにはいきませんが、初歩的な負荷でもスポーツ選手と同じ身体の動かし方ができると自信がつき、より運動に興味を持ってくれることもあります。適切なフォームで、代償運動が起こらない身体の使い方を、正しく指導してあげてください。

杉山 ちなみ
SUGIYAMA CHINAMI

NATA-BOC公認アスレティックトレーナー。NSCA公認ストレングス&コンディショニング・スペシャリスト。日本体育協会公認アスレティックトレーナー。株式会社リボンプロジェクト代表取締役社長。米国University of Iowa Exercise & Science学部 Athletic Training科卒業。University of Virginia 大学院教育学部スポーツ医学にて教育修士を取得。NEC女子バスケットボール部アスレティックトレーナー、アテネ・北京五輪のメディカルスタッフ、ロンドン五輪カヌースプリントチームトレーナー、ソチ五輪フィギュアスケート選手のパーソナルトレーナーなどを歴任。

> 本章は「動かす筋肉、使う部位がわからない」という場合以外、基本的に患者さん自身で動いてもらう方法で紹介します。できるだけ自分でトレーニングを行い、習得したら「卒業」してもらうのがベストです。アスリート以外の患者さんの場合、はじめは軽い負荷で補助をしながら行い、正しいフォームで動けるように教えます。

Now let's try authentic strength training together. →

1 SLRトレーニング

使用ローラー
スタンダードタイプ

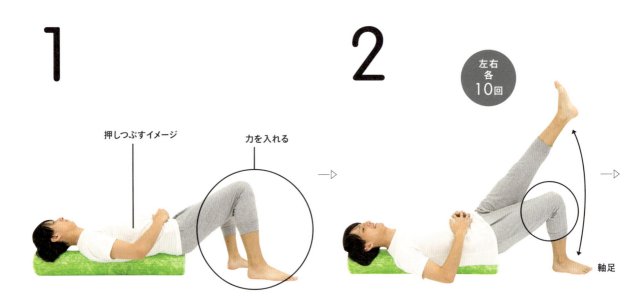

1
押しつぶすイメージ／力を入れる

患者はフォームローラーにのり、両膝を90度程度に曲げる。このとき、フォームローラーを身体の背面あるいは背骨全体で押しつぶすイメージで、背筋と腹筋に力を入れる。術者は、顎を引いて胸を開くことで正しい姿勢を意識するように助言をする。

2
左右各10回

軸足に力を入れて、片脚を伸ばしたまま45度程度あげ、ゆっくりおろす。1の姿勢を崩さず、軸足と背中で床を押す意識で行う。術者は膝周りの筋肉に力が入り、安定しているか確認する。この脚あげを左右10回ずつ行う。

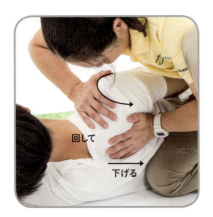

回して／下げる

Check
1の姿勢のときは、主に骨盤が前傾しすぎていないか、腰椎の前弯が出すぎていないか確認する。また、胸がしっかり開けるように胸椎の伸展を指導する。難しい場合は術者が肩甲骨の下制をサポートして、正しい肩甲骨の位置をつかんでもらう。

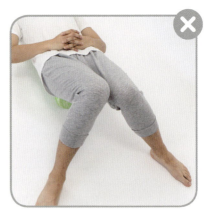

Check
膝が内側に倒れてしまうのは、股関節を外旋させる筋肉が働いていない証拠。股関節から脚全体を安定させるために殿筋群を意識する。

目的	筋肉	監修者コメント
・ハムストリングスのストレッチ ・体幹と下肢の安定性 ・股関節の可動性 ・上肢と体幹の連動性	・脊柱起立筋 ・肩甲骨周辺筋 ・股関節周辺筋 ・下肢筋群　・腹斜筋	正しく体幹を安定させるために必要な腹筋群と背筋群の使い方を学び、四肢の可動性を促すエクササイズです。ハムストリングスのストレッチ効果もあります。簡単な動きですが、運動の基本ですので、姿勢が悪い患者さんにファーストステップとしてすすめるとよいでしょう。

3

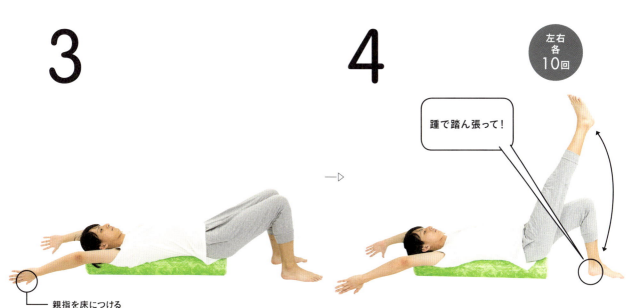

親指を床につける

胸を張り、肩甲骨を下制させた状態で、両肘をまっすぐ伸ばしたまま、腕を挙上する。肩幅の2倍程度腕を開き、上腕を外旋させ、親指を床につけて身体を安定させる。腕を挙上すると腰椎の前弯が強く出やすいので、腰が反っていないか確認する。

4

左右各10回

踵で踏ん張って！

3の姿勢から2のように軸足に力を入れて、片足を45度程度あげ、ゆっくりおろす。術者は、軸足で地面を押すときに、できるだけ踵で踏ん張るように助言する。踵で床を押すとハムストリングスが働き、脚全体が安定するが、つま先で踏ん張ろうとするとふくらはぎがつってしまうことがあるので注意する。

レベル調整①手の位置

Lv.1 手のひらを床につけると安定させられる。
Lv.2 手の甲で身体を安定させると指で床を「つかめない」ため、安定性が低くなり、難しくなる。
Lv.3 手をお腹の上におくと、手で身体を支えられなくなる。
Lv.4 3のように両腕を挙上すると、さらにレベルが高くなる。

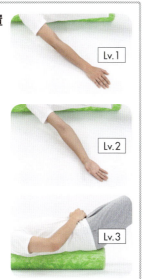

レベル調整②脚をあげる角度

膝を伸ばしたまま脚が45度程度にあがるようになったら、少しずつ角度を高くし、90度まであがるようにする。

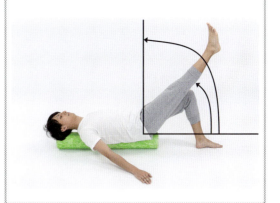

2 腹筋トレーニング

使用ローラー
スタンダードタイプ

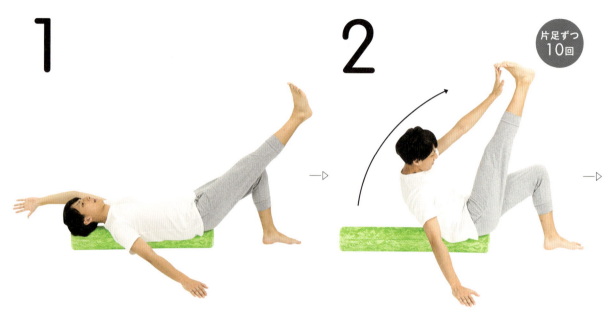

1

患者はフォームローラーにのり、軸足の膝を90度程度に曲げる。もう一方の脚は、膝を伸展させ床から60度程度あげる。軸足側の逆の手は身体の横におき、バランスをとる。

2

片足ずつ10回

1の姿勢（あげる脚の対角の腕を挙上したところ）から、手でつま先をさわる。このとき術者は、上体を起こしてくるのに必要な腹直筋、腹斜筋が働いているか確認をする。1のトレーニングと同様、手をおく位置で負荷が変わるため、**Lv.1** 手のひらを下におく、**Lv.2** 手の甲をおく、**Lv.3** 腹部に手をのせる、のどれが最適か、患者の動きや体調を見ながら判断する。

レベル調整　脚の角度

脚をあげる角度を大きくすると、ハムストリングスのストレッチにはなるが、上体を持ちあげる角度が浅くなるため、腹筋への負荷が軽くなる。腹筋への負荷をかけたいときは、脚の角度を浅めに設定して、上体をしっかり持ちあげられるように調整する。

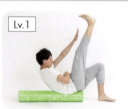
Lv.1

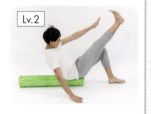
Lv.2

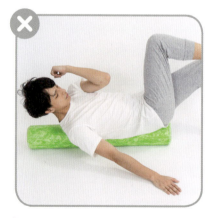

Check
頭だけを持ちあげただけでは、腹直筋しか使われないので、腹筋群を総動員させて上体もあげる。

目的	筋肉	監修者コメント
・腹筋強化 ・下肢の安定性 ・バランス強化 ・体幹の回旋	・腹斜筋 ・腹直筋 ・腸腰筋 ・下肢筋群	一般的な腹筋の動きですが、フォームローラーにのることで、軸足の踏ん張りも加わり、より腹筋に力が入ります。腹直筋、腹斜筋の双方を動かせるように指導してください。

3

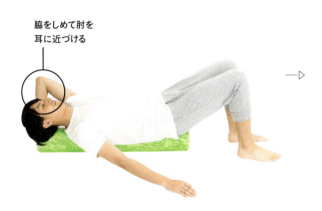

片肘を曲げて耳に近づける。このとき、上腕三頭筋がストレッチされていることを確認する。肘は開きすぎないように脇をしめる。両膝は90度程度に曲げ、足元を安定させる。

4

片側ずつ
10回行う

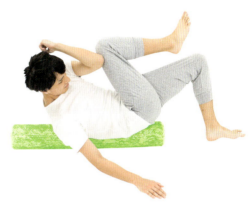

3であげた腕と、対角の膝を近づける動きを行う。このとき、肘の外側を膝の外側に合わせるように腹筋を使って上体をひねりながらあげてくる。

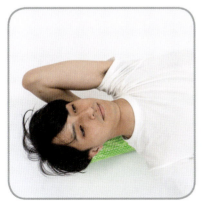

Check
できるだけ肘を高くあげ、耳に近づけることで、上腕三頭筋をストレッチさせ、かつ胸椎が伸展した状態からエクササイズを開始する。

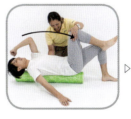 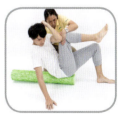

Check
ひねる方向がわからない患者に対しては、術者が膝の外側に手を添えて、「私の手に肘を近づけて」と、ひねりを促し、腹斜筋を働かせる。また、もう片方の手を対角の肩裏にあて、ひねる補助をする。

3 ランニング動作

使用ローラー
スタンダードタイプ

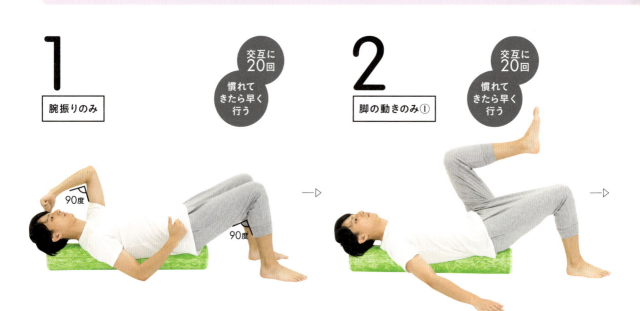

1 腕振りのみ
交互に20回
慣れてきたら早く行う

患者はフォームローラーにのり、両膝と両肘を90度程度に曲げる。脇を締めるために、手は親指を外に向けた状態でにぎる。両肘を90度に曲げたまま、左右交互に腕を振る。前の腕は握った手が目の高さまで来るように、そして後ろの腕は床に肘がさわるまで引く。

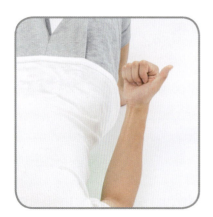

Check
上から見た図。親指が外側に向くよう、肩関節は外旋を意識させ、肩甲骨の安定性を保つ。実際にランニングするときも、肩にむだな力が入らないように走るのに効果的である。

2 脚の動きのみ①
交互に20回
慣れてきたら早く行う

上半身は胸を張った状態で両膝を90度程度に曲げたまま、片膝を胸に引きつけるようにあげる。このとき、腹斜筋を意識して、背骨や骨盤がフォームローラー上で安定するよう意識する。

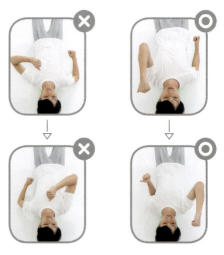

Check
腕は、必ず脇を締めた状態で振る。肘の角度が変わったり、脇が開いてしまうと、背中が丸まってしまったり、肩があがってしまうので注意する。

目的	筋肉	監修者コメント
・股関節屈曲、伸展動作 ・体幹の安定性 ・四肢の可動性 ・ランニング動作のイメージづくり	・脊柱起立筋 ・広背筋 ・殿筋群 ・肩甲骨周辺筋	寝ころんだまま走るイメージのトレーニングです。ランナーのエクササイズとして効果的です。スピードをあげると、股関節の屈曲、伸展がおろそかになったり体幹のバランスを崩しやすくなります。走るスピードでこの運動ができてこそ、本来の正しい走り方ができるはずです。

3 脚の動きのみ②

交互に20回
慣れてきたら早く行う

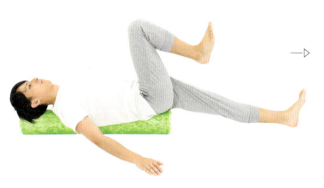

上半身は胸を張った状態で片脚をまっすぐ伸ばして踵を床につけ、もう一方の脚は膝を曲げて胸に引きつけるようにあげる。このとき、実際に地面を走っているようなイメージで、立脚の足首は90度に曲げた状態でつま先を上に向け、股関節と膝関節を伸展させ踵が床についたら足を入れ替える。

レベル調整①膝の状態

1と2を組み合わせた、膝を曲げた状態でのランニング動作は4に比べて負荷が軽い。

Lv.1

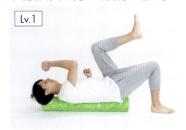

レベル調整②スピード ゆっくり→速く

脚の入れ替えのタイミングがゆっくりだと片脚は必ず床についているが、スピードアップすると両脚、両腕が床についていない瞬間ができ、かなり難易度があがる。

4

20回
慣れてきたら早く行う

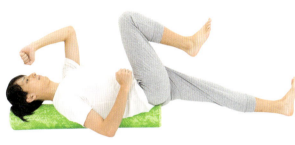

1の腕ふりと3の脚使いを組み合わせて、実際に走っているイメージで四肢を動かす。最初は伸展した脚の踵が床についてから逆脚の膝を胸に引き寄せるようにする。慣れてきたら踵が床につく前に脚を入れ替えるようにする（この場合、身体が床に接していないため、最も不安定な状態なので注意する）。

Check
術者は体幹が安定しているかを確認する。

Check
踵の保護と、滑り防止のため、必ずマットの上で行うか、シューズをはいて行う。

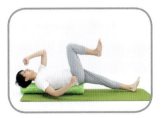

4 ツイスト

使用ローラー
スタンダードタイプ

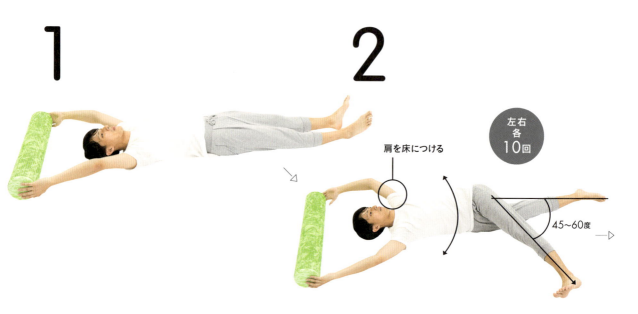

1 患者は、フォームローラーと垂直に背臥位になる。そのまま両手をあげて、フォームローラーのエッジを持つ。胸を張り、肩甲骨を下制した状態で、腕をあげる。術者は患者の胸が張れているか、顎が引けているかを確認する。

2 体幹をひねりながら、片脚を持ちあげ、逆側へ持っていく。踵を45〜60度の方向に押し出すイメージで行う。体幹のひねりを感じたら、1のスタートポジションに戻る。

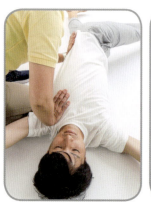
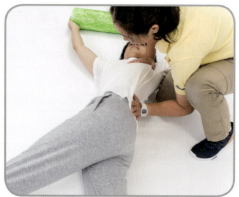

Check
脚に意識が行くと、肩が床から離れてしまうので、術者は肩甲骨を安定させ、肩が浮かないように覚えさせる。また、腰椎だけでなく、脊柱全体で身体をひねって骨盤が回るように補助する。

目的	筋肉	監修者コメント
・体幹の正しい回旋動作を身につける	・背筋群 ・腹斜筋 ・内転筋 ・腸腰筋	ゴルフ選手のトレーニングとしても効果的です。身体の回旋を足関節や膝関節で出している方や、背中を丸めて上半身をひねろうとする方に今すぐ覚えてもらいたいエクササイズです。

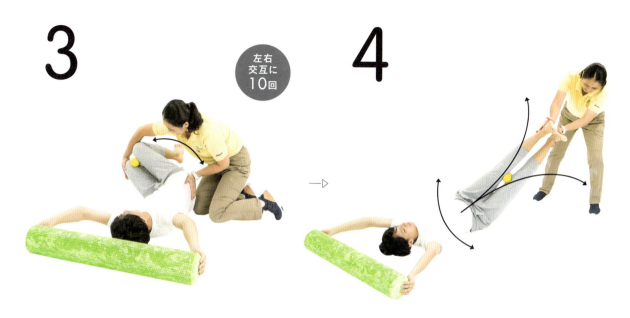

3

左右交互に10回

1の姿勢から、膝を90度程度に曲げ、膝の間にタオルやボールを挟む。そのまま左右に膝を倒す。術者は、骨盤と両脚の方向を確認しながら、軌道を指示する。左右への振り幅は狭くてもよいが、脊柱あるいは体幹からひねるようにする。

4

3の姿勢から、膝を伸ばして45度程度に脚をあげ、そのまま左右に両脚を倒す。術者は骨盤も一緒に動かせているかどうかを確認しながら、軌道を指示する。振り幅は狭くてもよいが、脊柱からひねるようにする。

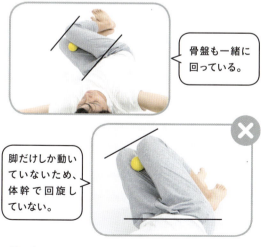

骨盤も一緒に回っている。

脚だけしか動いていないため、体幹で回旋していない。

Check
3の動きは骨盤を回す、左右に倒すことが目的。骨盤が回らないと膝がずれる。

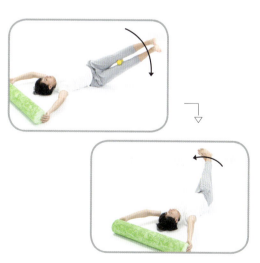

Check
3、4の動きも、最終的には患者自身でできるように指導する。

5 ステップ＆スクワット

使用ローラー
ハードタイプ

スティックがなければイスなどで身体を支えてください。

1

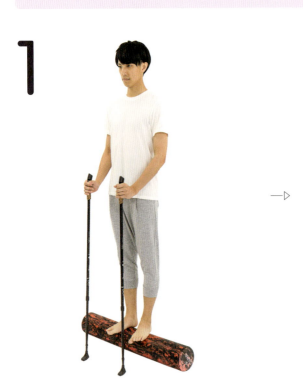

患者はスティックを両手に持ってフォームローラーの上にのり、肩幅に足を開く。腹筋に力を入れ、殿部は締め、胸を張る。肩甲骨を下げて顎を引く。腰を反りすぎないように注意する。スティックはあくまで「転ばぬ先の杖」なので、体重をかけすぎない。

2

左右交互に20回

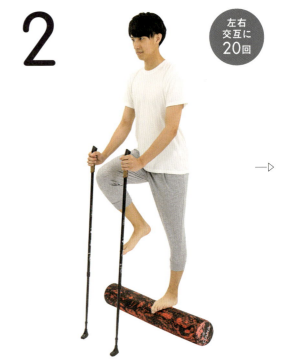

上半身の姿勢を崩さないように片足ずつあげて、フォームローラーの上でリズミカルに足踏みをする。立脚の股関節を伸展させるために、大殿筋が使われているか確認する。足趾全体で、フォームローラーをつかむイメージで行う。

レベル調整

1〜4の動きをすべてスティックなしで行えるようにする。3のスクワットは両手を前に出して行うとバランスがとりやすい。

1
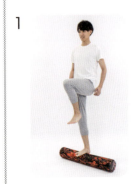

2
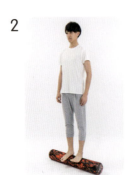

3
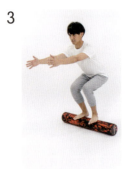

4
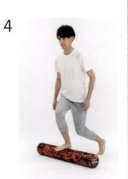

目的	筋肉	監修者コメント
・下半身の筋力強化 ・体幹の安定性 ・バランス能力向上	・下肢筋群 ・殿筋群 ・背筋群 ・腹筋群	身体を支えるスティックを使って、フォームローラー上でステップとスクワットを行います。術者は、姿勢や、体幹が使えているかどうかをチェックします。高齢者など運動に慣れていない場合は危険なので行わないでください。

3 10回

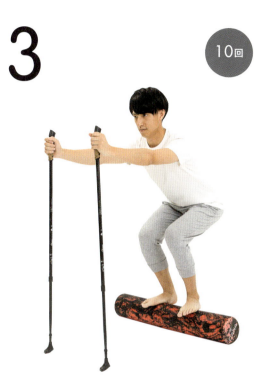

腹筋に力を入れて股関節と膝を曲げ、スクワットをする。膝とつま先が同じ方向を向いているか確認する。つま先が外、膝が内側を向いているときは、股関節の外旋筋が働いていないので、殿部の深部を意識させる。

4 前後片足ずつ10セット

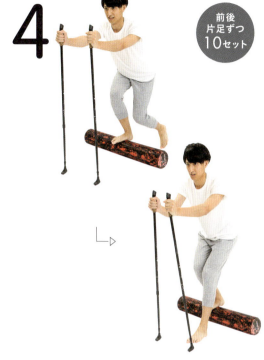

片足をフォームローラーにのせ、もう片方の脚を前後に動かし、片脚スクワットをする。動かしているほうの脚には体重をかけず、フォームローラーにのっている立脚が安定しているか、確認する。

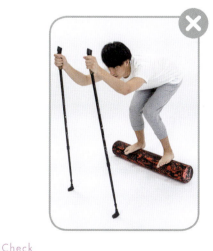

Check
スクワットをするときに内股になったり、スティックに体重をかけすぎると、重心の位置が変わり、正しく筋肉が働かないので、上半身の正しい姿勢や下半身の正しい使い方を意識して行う。

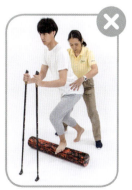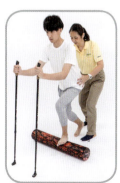

Check
片足スクワットの際、術者はおへそが常に前を向くように、患者の骨盤の位置を確認する。

6 ウォーキング

> 使用ローラー
> **ハードタイプ**
> スティックがなければイスなどで身体を支えてください。

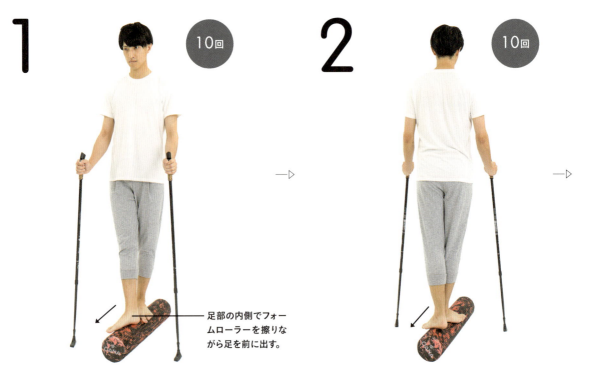

足部の内側でフォームローラーを擦りながら足を前に出す。

1 10回

患者はスティックを両手に持ってフォームローラーのまんなかに立ち、つま先と膝を外側に向けて立つ。この際、殿部に力が入っているか確認する。前方に2、3歩歩く。前に踏み出す足の内側をフォームローラーに沿わせ、前に出した足に体重をかけると上手く歩ける。

2 10回

1と逆方向で、後ろに歩く。足の内側でフォームローラーの脇を擦って歩き、必ず後ろになった足に全体重をかける。スティックに体重をかけすぎないようにする。下肢の筋肉を総動員させ、殿部の力を抜かないよう意識する。できたら1、2を繰り返し行う。

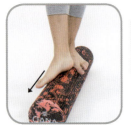 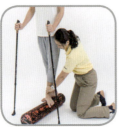

Check
術者は、股関節が伸展した状態で前に出した足に体重がのっているかを確認する。このとき、股関節が外旋していれば、膝とつま先は外側を向いているはずである。

レベル調整①スティックの有無

5のトレーニングと同じく、最終的には支えのスティックがない状態で1〜4ができるようにする。

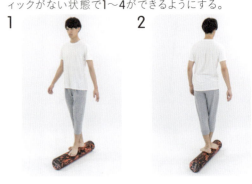

目的	筋肉	監修者コメント
・下半身の筋力強化 ・バランス能力向上 ・股関節の可動性向上	・殿筋群 ・下肢筋群 ・体幹筋群	フォームローラーを使った平均台歩行、サイドステップ、丸太転がしなど、特殊な動きです。スティックを使っていても難易度が高い動きばかりなので、高齢者には不向きです。運動に慣れている患者さんに対して、必ず治療家の監督下で行いましょう。

3 サイドステップ

左右に行き来して10回

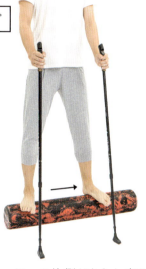

フォームローラーの片側どちらか寄りに横向きに立ち、足を肩幅に広げて、つま先と膝を同じ向きにする。一歩大きく横に踏み出し、反対側寄りに足を揃える。安定したら逆脚を寄せて、反対側に移動する。これを左右交互に繰り返し、サイドステップ動作を行う。

レベル調整②歩幅とスピード

レベルをあげるには、歩幅を広げたり、足を動かすスピードを速くしてみましょう。

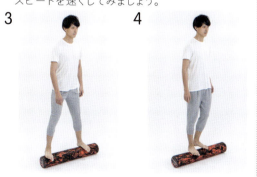

4

前後に4歩ずつ10回

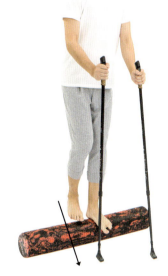

フォームローラーの中央に足を肩幅に広げて立つ。そのまま、丸太を転がすように、足の裏でフォームローラーを前方に移動させる。できたら後方にも移動する。下を向かず、胸を張り、体幹を安定させて行う。

レベル調整

3のサイドステップは、膝を曲げて行うと、より負荷がかかり、かつ実践的になる。

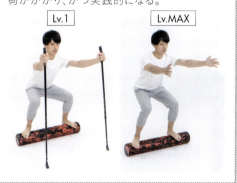

Self-care Sheet

セルフケア実践シート

本書で紹介している動きの、セルフケアパートのみを表にしました。必要な動きをコピーしておき、指導後に患者さんに渡して自宅で実践してもらってください。章にこだわらず必要な動きを抽出するオーダーメイドのセルフケアプランがつくれるよう、動きごとにカットしておくと便利です。

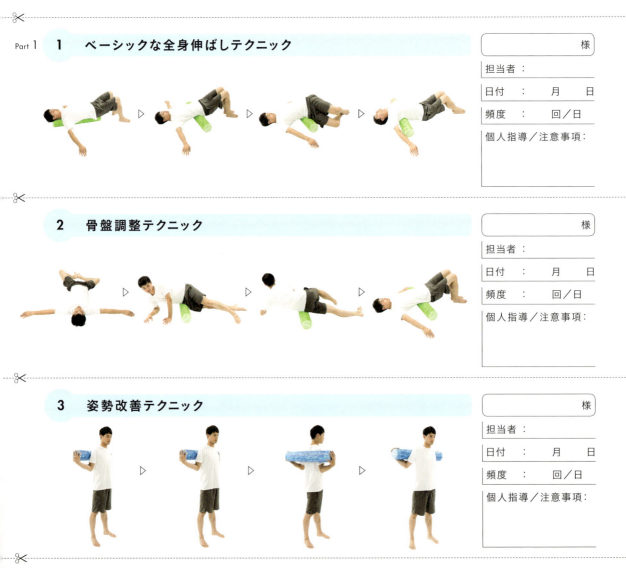

Part 1

1　ベーシックな全身伸ばしテクニック

　　　　　　　　　　　　　　　　　　　　　　　様
担当者：
日付　：　　　月　　　日
頻度　：　　　回／日
個人指導／注意事項：

2　骨盤調整テクニック

　　　　　　　　　　　　　　　　　　　　　　　様
担当者：
日付　：　　　月　　　日
頻度　：　　　回／日
個人指導／注意事項：

3　姿勢改善テクニック

　　　　　　　　　　　　　　　　　　　　　　　様
担当者：
日付　：　　　月　　　日
頻度　：　　　回／日
個人指導／注意事項：

4　猫背矯正テクニック

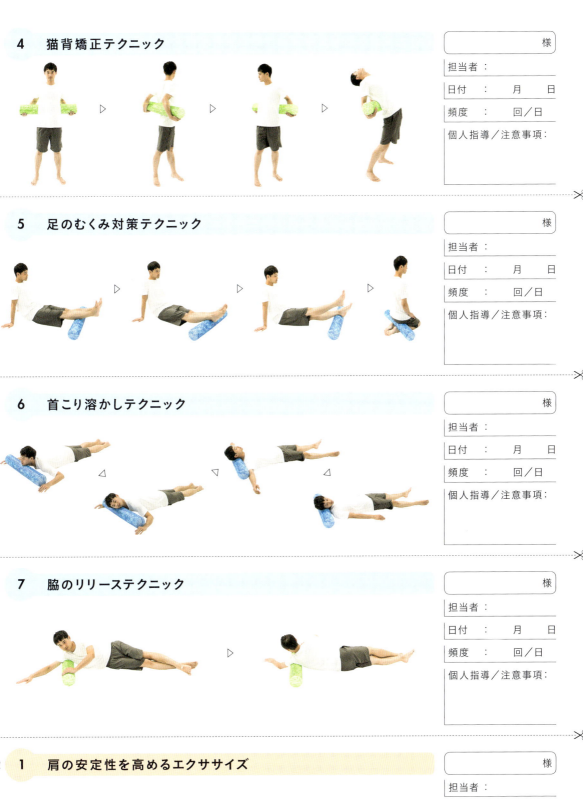

様
担当者：
日付：　　月　　日
頻度：　　回／日
個人指導／注意事項：

5　足のむくみ対策テクニック

様
担当者：
日付：　　月　　日
頻度：　　回／日
個人指導／注意事項：

6　首こり溶かしテクニック

様
担当者：
日付：　　月　　日
頻度：　　回／日
個人指導／注意事項：

7　脇のリリーステクニック

様
担当者：
日付：　　月　　日
頻度：　　回／日
個人指導／注意事項：

Part 2　1　肩の安定性を高めるエクササイズ

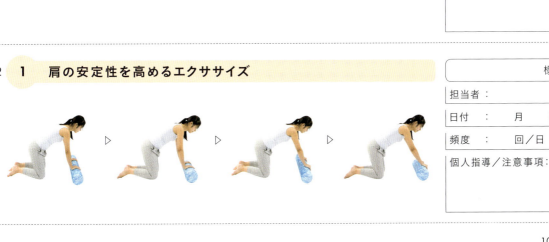

様
担当者：
日付：　　月　　日
頻度：　　回／日
個人指導／注意事項：

2　肩の可動性を高めるエクササイズ

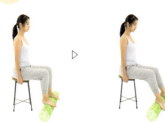

様
担当者：
日付　：　　　月　　　日
頻度　：　　　回／日
個人指導／注意事項：

3　下肢のエクササイズ

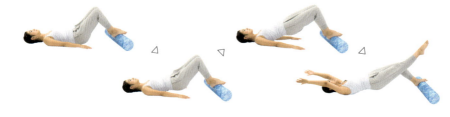

様
担当者：
日付　：　　　月　　　日
頻度　：　　　回／日
個人指導／注意事項：

4　股関節のエクササイズ

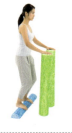 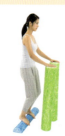 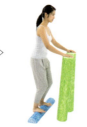 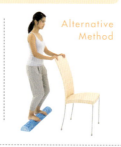

様
担当者：
日付　：　　　月　　　日
頻度　：　　　回／日
個人指導／注意事項：

5　下肢のエクササイズ2

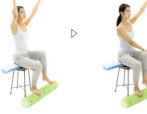

Alternative Method

様
担当者：
日付　：　　　月　　　日
頻度　：　　　回／日
個人指導／注意事項：

6　体幹のエクササイズ

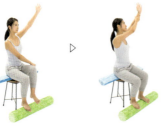 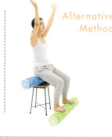

Alternative Method

様
担当者：
日付　：　　　月　　　日
頻度　：　　　回／日
個人指導／注意事項：

Part 3

1 股関節屈曲筋群のストレッチ

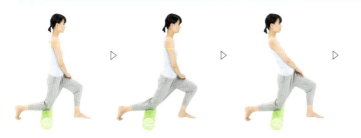

様
担当者：
日付： 月 日
頻度： 回／日
個人指導／注意事項：

2 股関節伸筋群のストレッチ

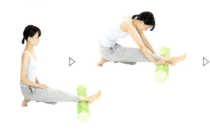 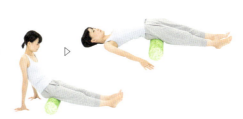

様
担当者：
日付： 月 日
頻度： 回／日
個人指導／注意事項：

3 胸腰椎屈筋群のストレッチ

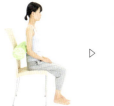 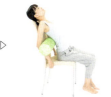 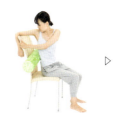

様
担当者：
日付： 月 日
頻度： 回／日
個人指導／注意事項：

4 胸腰椎伸筋群のストレッチ

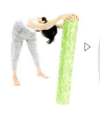 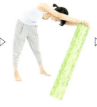 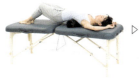 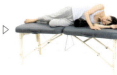

担当者：
日付： 月 日
頻度： 回／日
個人指導／注意事項：

5 頸部屈筋群のストレッチ

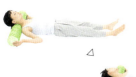 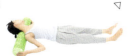 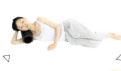 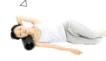

様
担当者：
日付： 月 日
頻度： 回／日
個人指導／注意事項：

6　頚部伸筋群のストレッチ

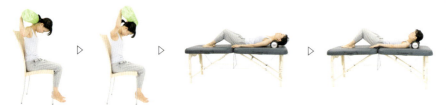

様
担当者：
日付　：　　　月　　　日
頻度　：　　　回／日
個人指導／注意事項：

Part 4　**1**　背中と肩甲骨を動かすトリートメント

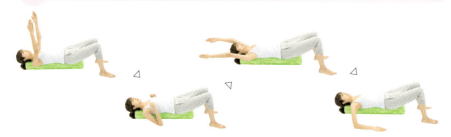

様
担当者：
日付　：　　　月　　　日
頻度　：　　　回／日
個人指導／注意事項：

2　癒しのリパマッサージトリートメント

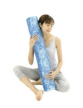 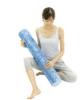 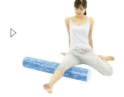 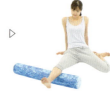

様
担当者：
日付　：　　　月　　　日
頻度　：　　　回／日
個人指導／注意事項：

3　女性ホルモン分泌トリートメント

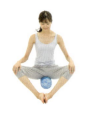 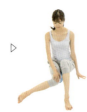 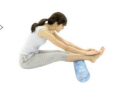 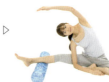

様
担当者：
日付　：　　　月　　　日
頻度　：　　　回／日
個人指導／注意事項：

4　女性ホルモン分泌トリートメント2

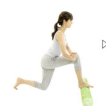 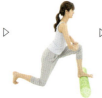 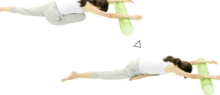

様
担当者：
日付　：　　　月　　　日
頻度　：　　　回／日
個人指導／注意事項：

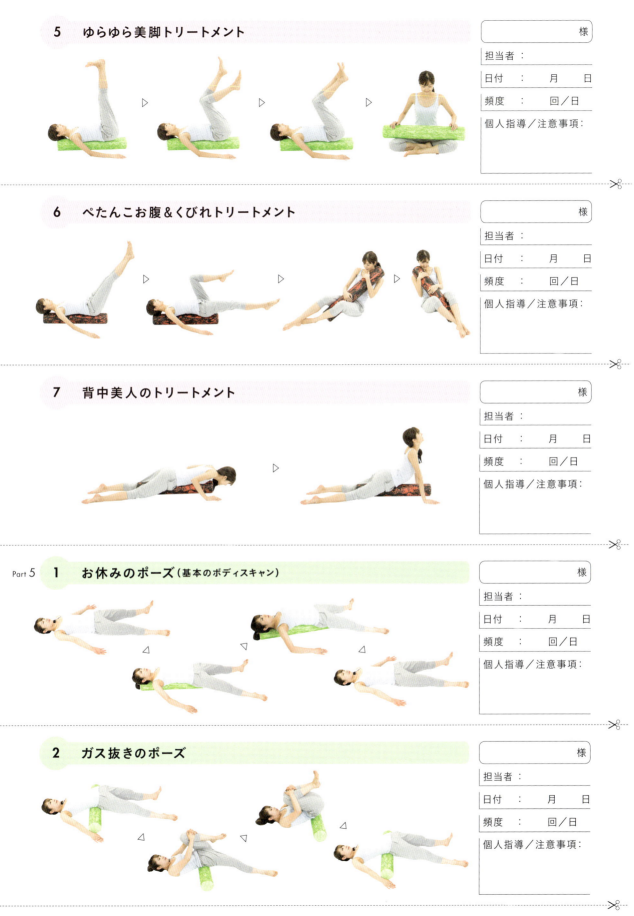

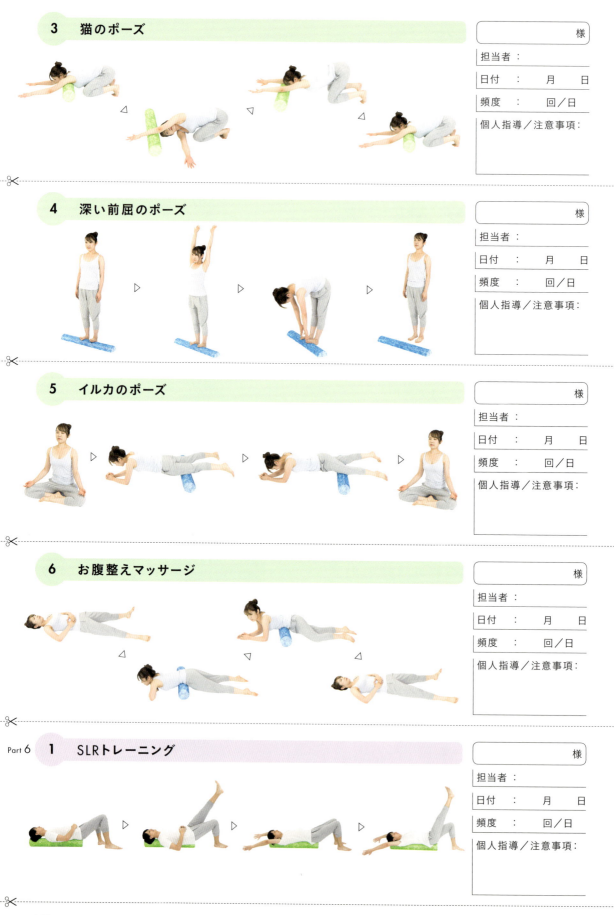

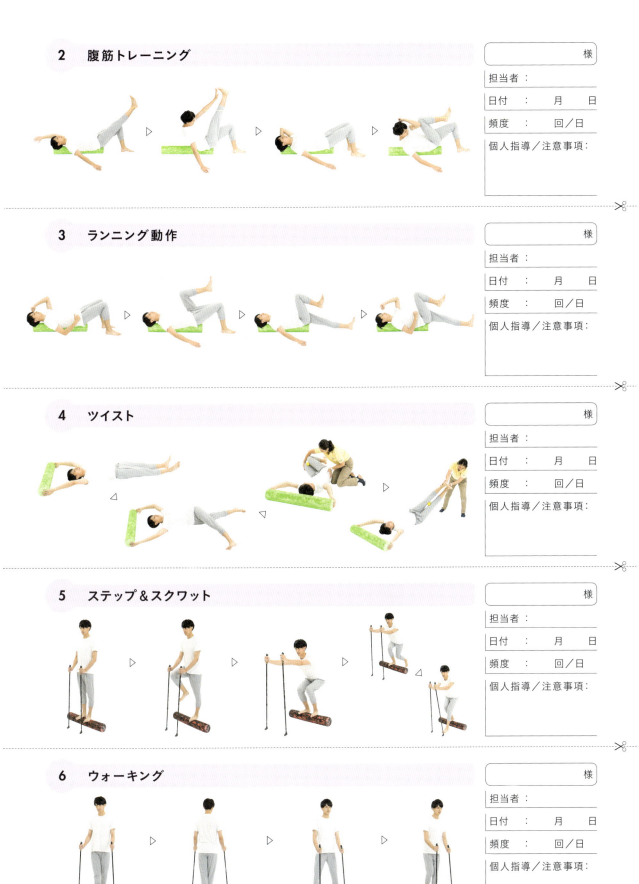

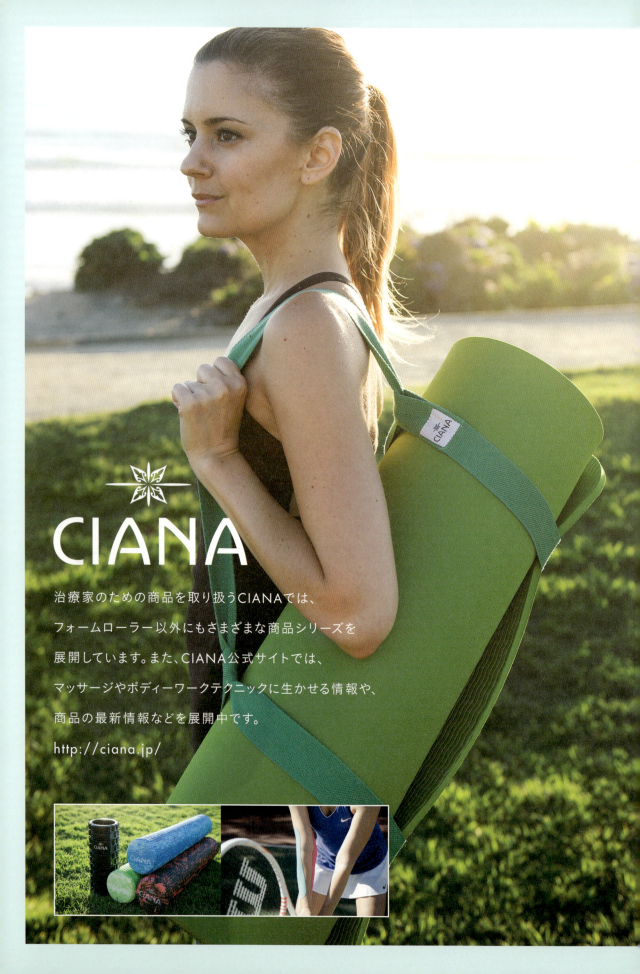

Self-care item
セルフケアアイテム

あらゆる症状に対応する治療家にとって"違いのわかる手が届く"ブランドを目指して、フォームローラーをはじめ、ストレッチボールもラインナップ。

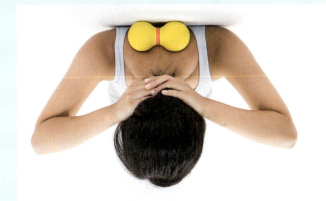

Bed&Support item
ベッド&サポートアイテム

毎日向き合う大切な"施術台"だから、最高の使い心地と高級感を目指して、ポータブルテーブルや施術着やサポートもこだわりをご提供しています。

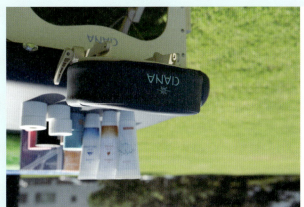

Taping
テーピング

臨床で結果を出し求める治療家のために、こだわり抜いた素材を採用。 伸縮、通気、軽さから、「肌れたキネシオ」、「プロフェッショナルに選ばれる商品です。

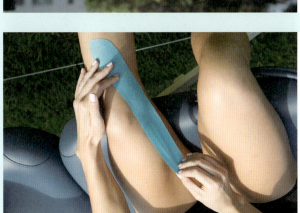
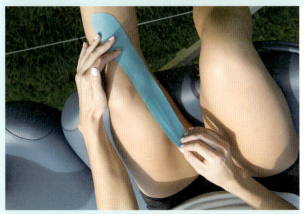

Oil
オイル

のびがよく肌にやさしいオイル、防腐剤を和らげるジェル、温感・冷感のあるローションなど、治療家の声元に開発した商品を幾多を後に取り揃えています。

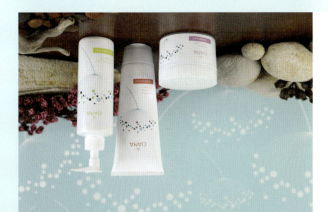

Supervisor
堀北麻記子
市川寛之
伊藤和憲
石原郁恵
長谷川洋介
松山ちはる

Model
Part 1 黒丸エシャハル (GRANDIA)
Part 2 松山凛々子
Part 3 幸田直子 (GRANDIA)
Part 4 三橋利絵子
Part 5 武藤郁美
Part 6 平川実穂 (GRANDIA)

Camera
田辺光久
Emma Brown (CIANAブランドページ)

Designer
田中陰輔 (PAGES)

CIANAフットローラーシリーズは医道の日本ネットショッピングで購入できます。

http://www.ido-netshopping.com/

履きとどける
フットローラー パーソナルラボ

2017年12月10日 初版第1刷発行

監修者　堀北麻記子　市川寛之　伊藤和憲
　　　　石原郁恵　長谷川洋介　松山ちはる
発行者　戸部慎一郎
発行所　株式会社 医道の日本社
　　　　〒237-0068 神奈川県横須賀市追浜本町1-105
　　　　TEL 046-865-2161
　　　　FAX 046-865-2707

©IDO-NO-NIPPON-SHA,Inc.,2017
印刷・製本　シナノ印刷株式会社
ISBN 978-4-7529-9032-1 C3047

本書の内容の無断使用、複製(コピー、スキャン、デジタル化)、転載を禁じます。